国家神经疾病医学中心科普丛书

科学应对 癫痫

U0243526

主　审　赵国光

主　编　郝峻巍

副主编　王玉平　常　红

编　者（以姓氏笔画为序）

王　琪　王　黎　王玉平　王红霞

王明洋　朱　颖　杨莹雪　吴　蕾

张珊珊　陈　佳　陈莹丽　林一聪

郝峻巍　常　红　薛　青

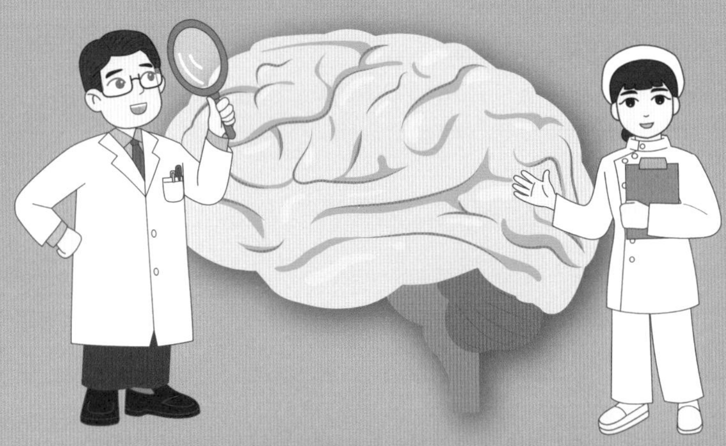

人民卫生出版社

·北　京·

版权所有，侵权必究！

图书在版编目（CIP）数据

科学应对癫痫 / 郝峻巍主编. --北京 : 人民卫生出版社，2024.7. --（国家神经疾病医学中心科普丛书）.
ISBN 978-7-117-36415-7

Ⅰ. R742.1-49

中国国家版本馆 CIP 数据核字第 2024R13L09 号

人卫智网 www.ipmph.com 医学教育、学术、考试、健康，购书智慧智能综合服务平台
人卫官网 www.pmph.com 人卫官方资讯发布平台

国家神经疾病医学中心科普丛书
科学应对癫痫
Guojia Shenjing Jibing Yixue Zhongxin Kepu Congshu
Kexue Yingdui Dianxian

主　　编：郝峻巍
出版发行：人民卫生出版社（中继线 010-59780011）
地　　址：北京市朝阳区潘家园南里 19 号
邮　　编：100021
E - mail：pmph @ pmph.com
购书热线：010-59787592　010-59787584　010-65264830
印　　刷：北京瑞禾彩色印刷有限公司
经　　销：新华书店
开　　本：710 × 1000　1/16　**印张：**8.5
字　　数：118 千字
版　　次：2024 年 7 月第 1 版
印　　次：2024 年 8 月第 1 次印刷
标准书号：ISBN 978-7-117-36415-7
定　　价：68.00 元
打击盗版举报电话：010-59787491　E-mail：WQ @ pmph.com
质量问题联系电话：010-59787234　E-mail：zhiliang @ pmph.com
数字融合服务电话：4001118166　E-mail：zengzhi @ pmph.com

序

随着我国人口结构变化和老龄化，神经系统疾病的患病率逐年攀升。这些疾病给个人、家庭和社会带来了沉重的负担，是我国面临的一项重大卫生和社会问题。认识并积极科学地应对神经系统疾病尤为迫切和重要。

首都医科大学宣武医院神经内科的医护专家团队精心编撰了本套科普丛书，包含《科学应对脑卒中》《科学应对头晕》《科学应对头痛》《科学应对睡眠障碍》《科学应对阿尔茨海默病》《科学应对帕金森病》《科学应对癫痫》和《科学应对神经系统罕见病》。本丛书旨在以科学的方式传播神经系统疾病相关知识，从这些疾病的概念、症状、诊断、治疗、照护及预防等方面阐述疾病特点，提供健康生活方式和合理饮食的建议及指导，增加大众对疾病的认知，增强大众的保健意识，提高大众的健康水平和生活质量。

本丛书各分册均以漫画形式开篇，简要介绍每类疾病，之后以问答形式、通俗易懂的语言、生动形象的插图以及科普短视频，深入浅出地介绍了这些疾病的相关专业知识，帮助大众正确认识这些疾病，传播科学的健康观念，提升非医学专业人群对神经系统相关疾病的理解和认识，促进主动健康。

首都医科大学宣武医院作为国家神经疾病医学中心，践行责任担当，提升服务意识，以人民健康为中心，以医学科普的方式服务人民群众，推动全民健康，从而增强人民群众获得感、幸福感和安全感。希望本丛书能对广大读者有所裨益，为实现健康中国的目标贡献一份力量。

中国科学院院士

2024 年 5 月

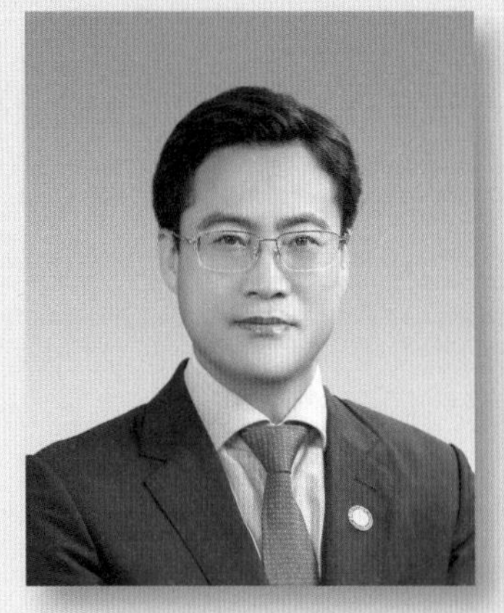

主编简介

郝峻巍　主任医师，教授，博士研究生导师，国家杰出青年科学基金获得者。

- 首都医科大学宣武医院副院长　神经内科主任
- 国家神经疾病医学中心副主任　医学部主任
- 全国高等医学院校《神经病学》（第 9 版）教材主编
- 中国医师协会神经内科医师分会候任会长
- 北京医学会神经病学分会候任主任委员

从事神经病学医教研工作 20 余年。主持并参与国家自然科学基金委员会重大项目、国家重点研发计划等课题共 30 余项，在 *PNAS*、*JAMA Neurol*、*Neurology* 等杂志发表 SCI 论文 100 余篇，主编著作 12 部，以第一发明人授权专利 16 项。先后获得第九届树兰医学青年奖、第二十四届吴阶平－保罗·杨森医学药学奖等多项荣誉。

主编说
（视频）

前 言

癫痫是一种可以影响各年龄阶段人群的常见神经系统疾病，疾病给患者带来巨大的身体上的痛苦和精神上的负担，对家庭、社会产生重大影响。流行病学数据显示我国有超过 900 万例癫痫患者，每年新增癫痫患者约 40 万例，但仅仅约 1/3 的患者能够获得正确和充分的治疗。大众对于癫痫疾病的误解等因素导致患者未能进行及时、规范的治疗。因此，正确认识癫痫疾病，可以减少大众和社会对癫痫患者的歧视，帮助更多的癫痫患者接受正规治疗。为了实现这一目标，从事癫痫专业的医学专家联袂编写了这本涵盖癫痫患者常见问题的科普书籍。希望可以帮助广大癫痫患者摆脱疾病的困扰和走出疾病的阴影。

本书内容全面、系统，共分为六篇，涵盖癫痫疾病的认识、症状、就诊、治疗、照护和预防六个方面。编写采用问答形式，围绕着患者和大众对癫痫的各种疑问，由医学专家结合临床经验和科学研究给予通俗易懂的详细解答，同时配有生动的插图，帮助大众轻松理解专业的医学术语和复杂的概念。第一篇认识癫痫，带领大众深入了解癫痫疾病的基本概念，包括癫痫的起因和潜在风险。第二篇症状篇，深入探讨不同类型癫痫的症状，帮助大众更早地识别并理解这些症状的重要性。第三篇就诊篇，介绍如何寻求医疗帮助以及进行必要检查的步骤。第四篇治疗篇，详细讨论癫痫的多种治疗选择，包括药物治疗、手术治疗和其他替代疗法等，帮助大众了解治疗的选择和应用。第五篇照护篇，重点介绍癫痫患者及其家庭在日常生活中应对疾病的注意事项，以提高患者的生活质量。第六篇预防篇，讲解降低癫痫发作风险的方法。

我们希望本书能为大众提供关于癫痫的专业科普知识，帮助大众更好地理解和管理这一疾病，以便癫痫患者能够得到更高质量的生活。虽然我们怀着良好的愿望将本书奉献给广大读者，但唯恐书中遗有疏漏和不足之处，诚请大家不吝赐教批评。

郝峻巍

2024 年 5 月

目 录

开篇漫画

第一篇

认识癫痫

第二篇

症状篇

第三篇

就诊篇

第四篇

治疗篇

PRELUDE

开篇

漫画

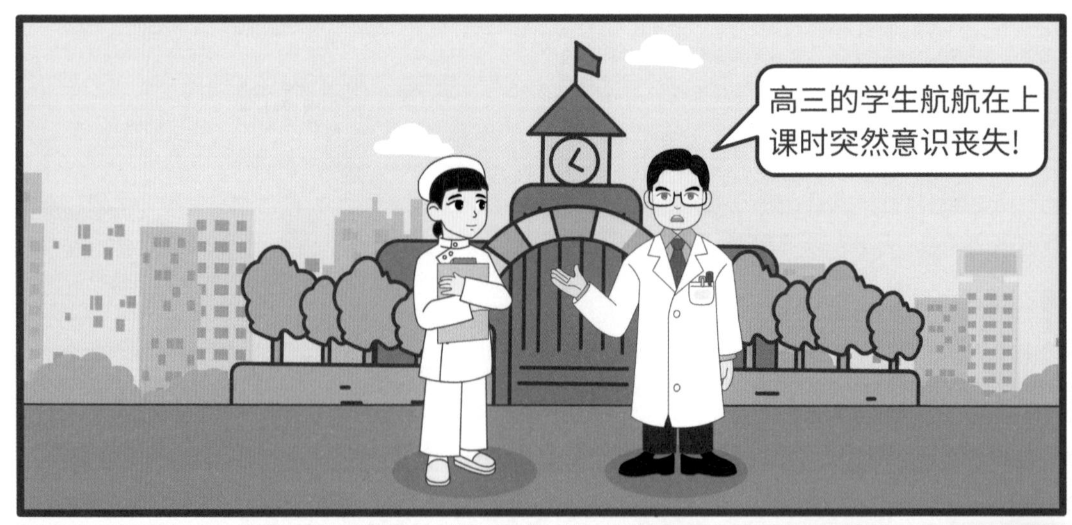
高三的学生航航在上
课时突然意识丧失!

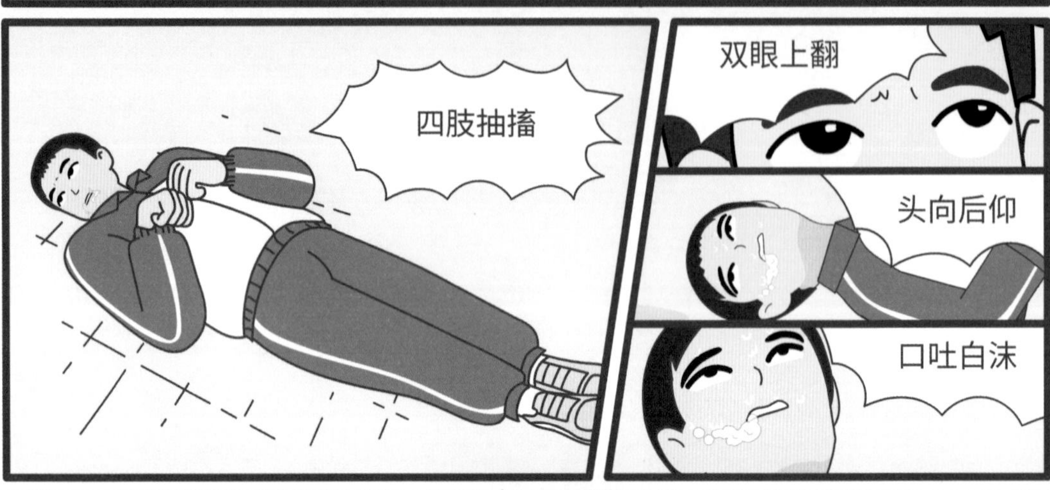
四肢抽搐
双眼上翻
头向后仰
口吐白沫

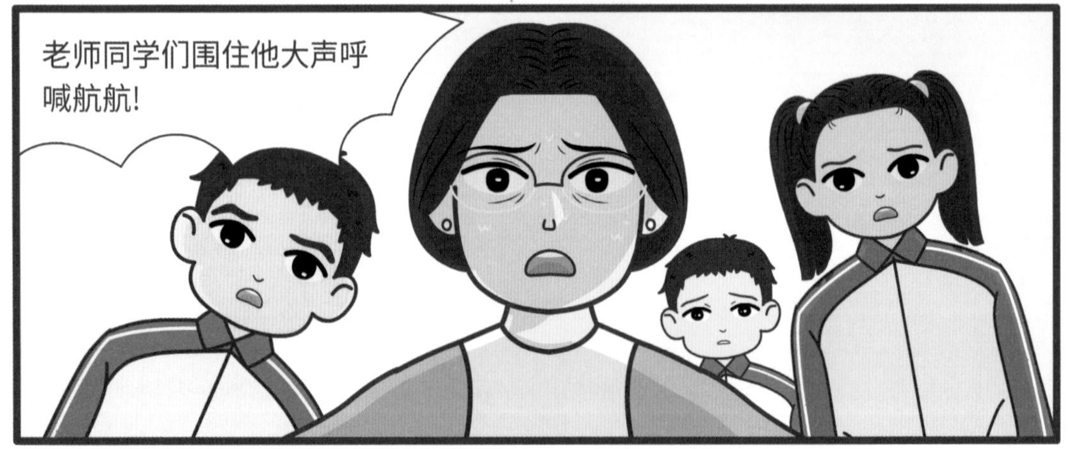
老师同学们围住他大声呼
喊航航!

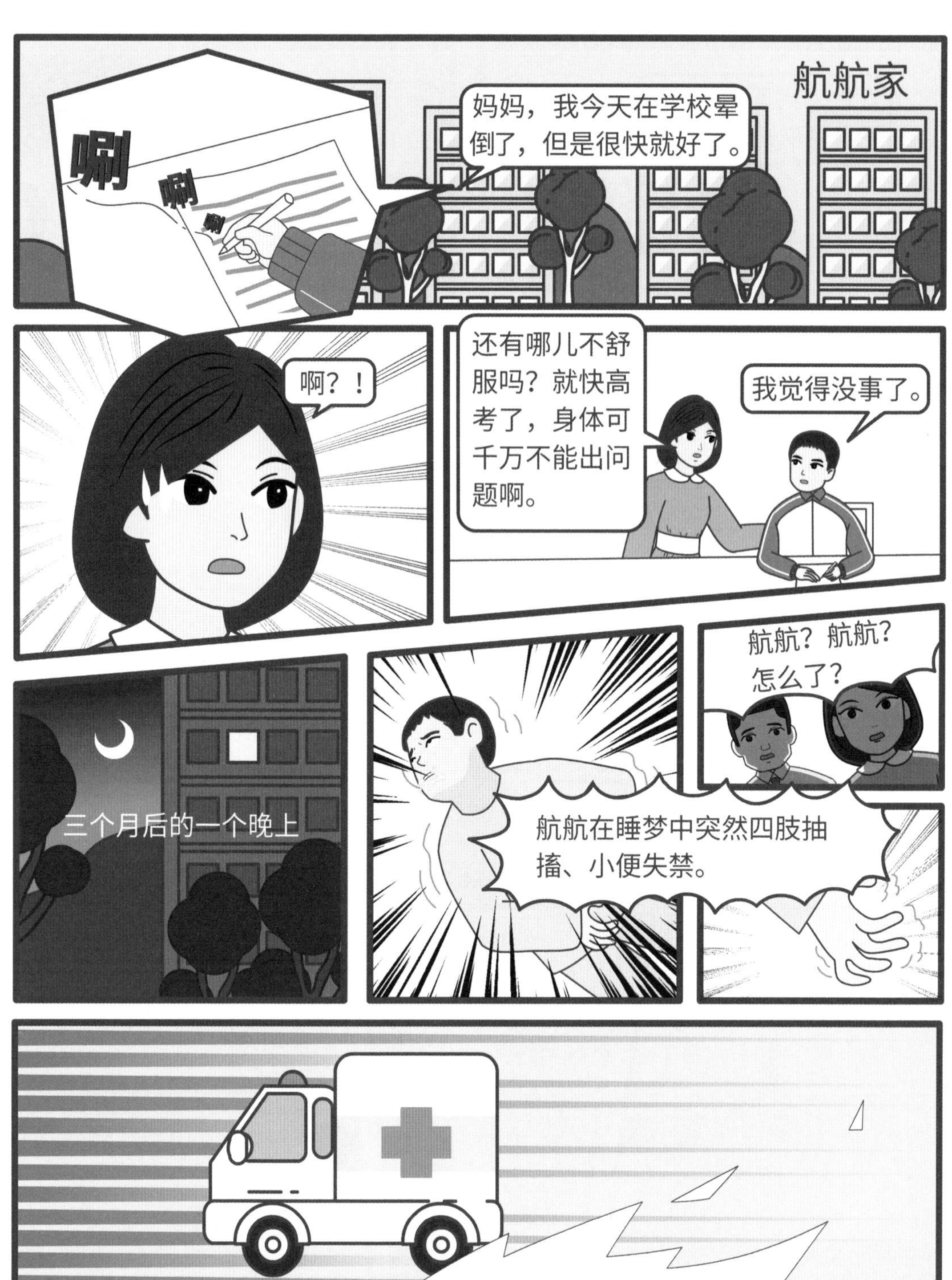
唰
唰
唰
航航家
妈妈，我今天在学校晕倒了，但是很快就好了。
啊？！
还有哪儿不舒服吗？就快高考了，身体可千万不能出问题啊。
我觉得没事了。
三个月后的一个晚上
航航？航航？怎么了？
航航在睡梦中突然四肢抽搐、小便失禁。

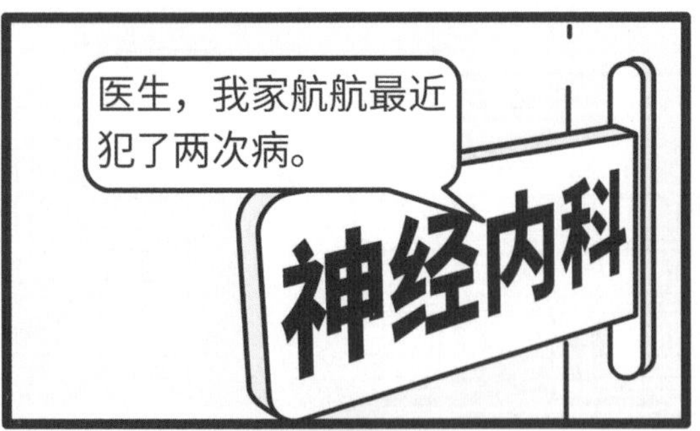
医生，我家航航最近犯了两次病。
神经内科

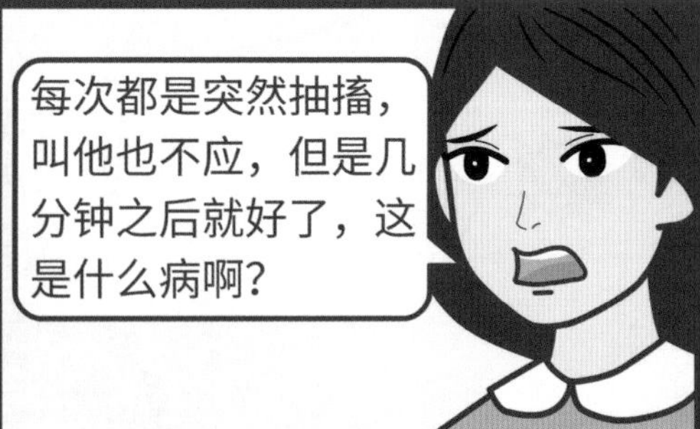
每次都是突然抽搐，叫他也不应，但是几分钟之后就好了，这是什么病啊？

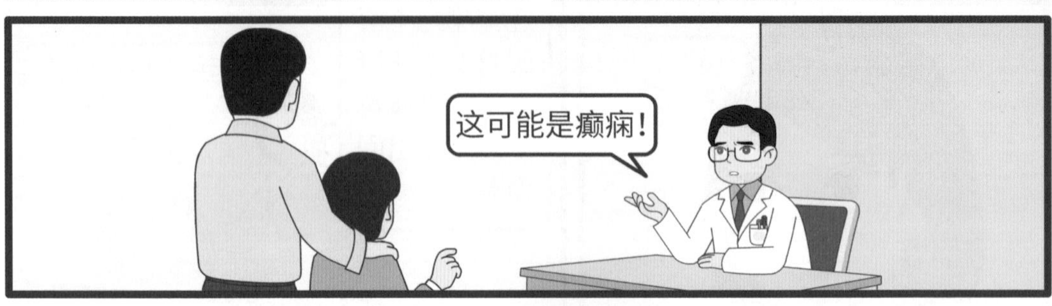
这可能是癫痫！

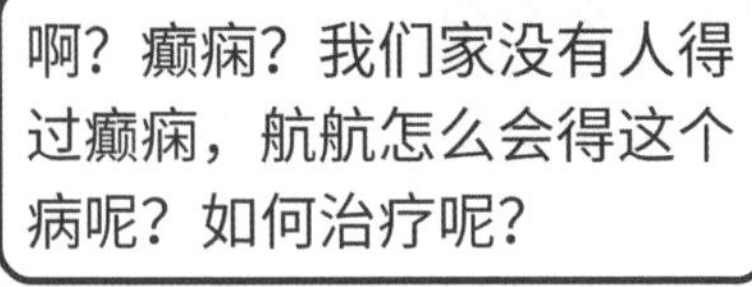
啊？癫痫？我们家没有人得过癫痫，航航怎么会得这个病呢？如何治疗呢？

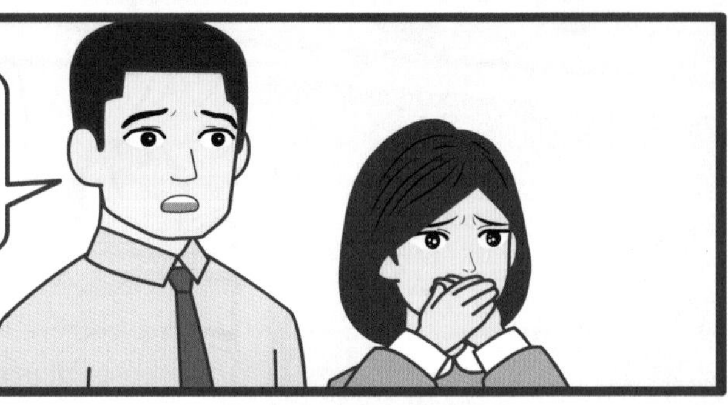

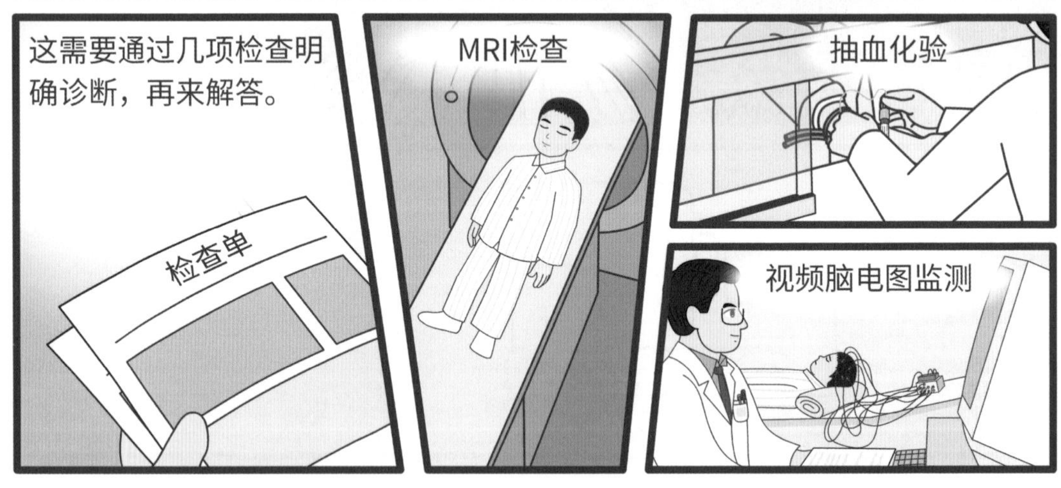
这需要通过几项检查明确诊断，再来解答。
检查单
MRI检查
抽血化验
视频脑电图监测

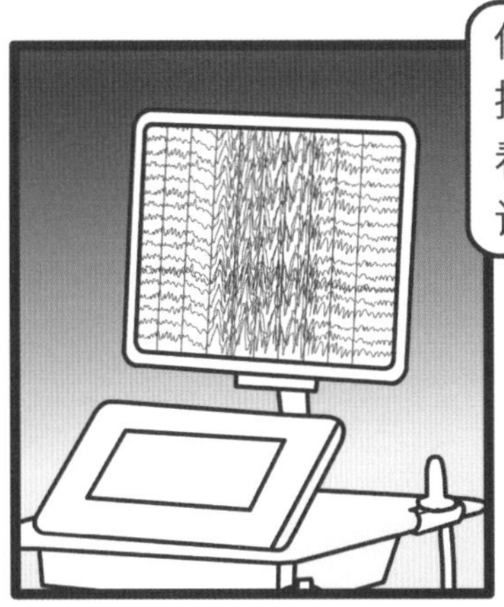

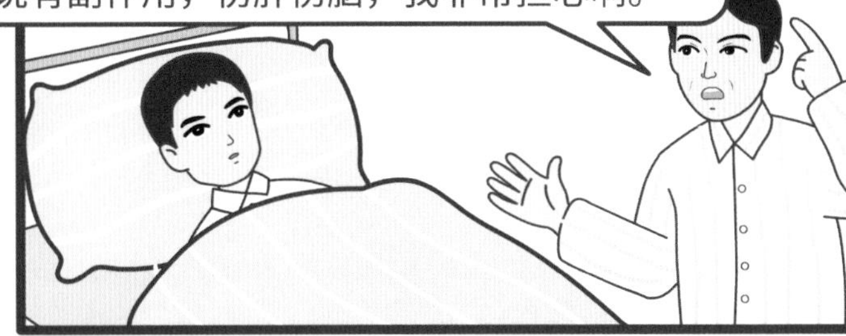
你也是癫痫来住院的吧，我去年犯了好几次抽搐，最近一次持续了近五分钟，就赶紧来看病，医生说抗癫痫药物能缓解病情，但听说有副作用，伤肝伤脑，我非常担心啊。

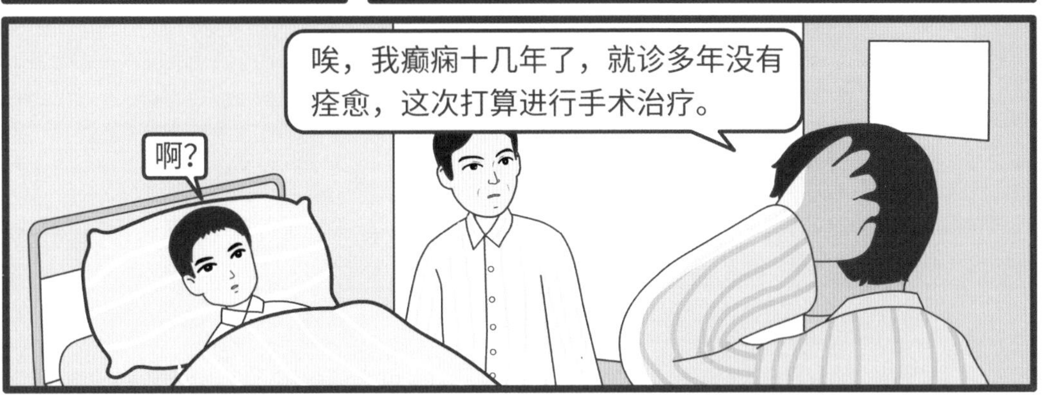
唉，我癫痫十几年了，就诊多年没有痊愈，这次打算进行手术治疗。
啊？

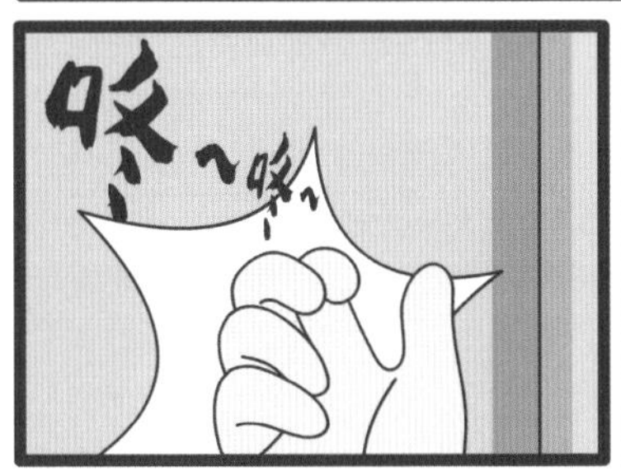
咚
咚

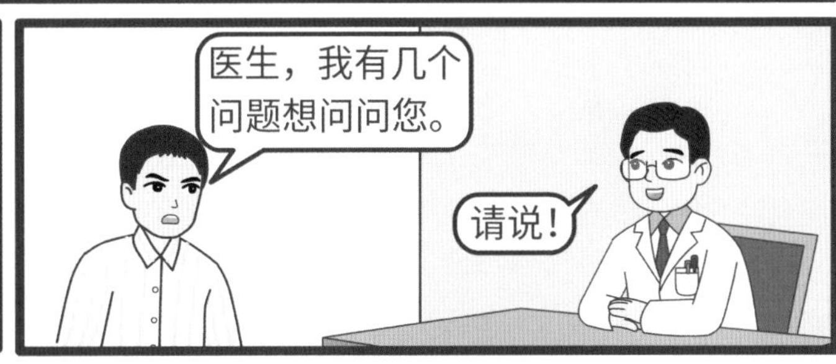
医生，我有几个问题想问问您。
请说！

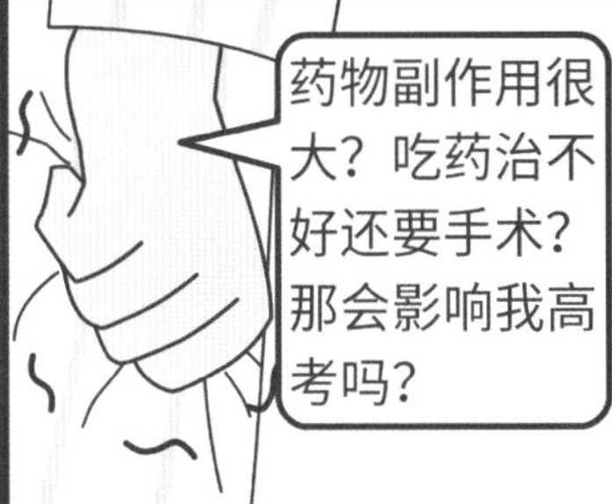
药物副作用很大？吃药治不好还要手术？那会影响我高考吗？

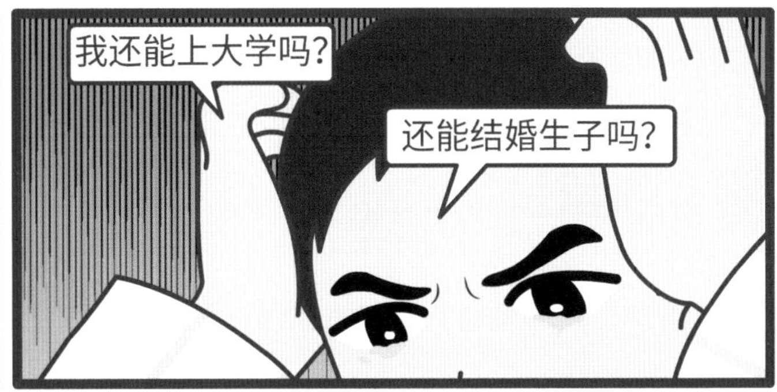
我还能上大学吗？
还能结婚生子吗？

PART 1

第一篇

认识癫痫

1. 什么是癫痫？

癫痫俗称“羊羔风”“羊癫风”等，现代医学解释癫痫是由脑神经元异常放电引起中枢神经系统功能失常的慢性疾病，这种异常放电可以引起反复发作的一过性脑功能障碍。

患者发作时表现多样化，可表现为意识障碍、肢体抽搐、行为异常、头眼偏转等，具体的表现取决于患者大脑的哪个部位出现功能障碍。

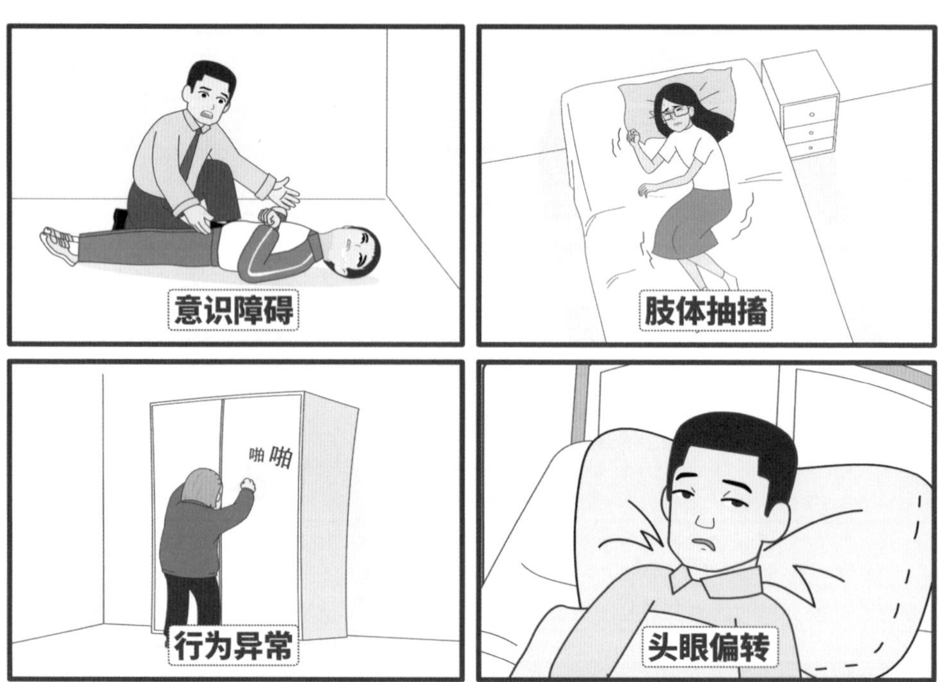

癫痫发作的特点为发作性、短暂性、重复性、刻板性，大多数发作只持续数秒至数分钟，有时也会持续更长时间，形成癫痫持续状态，这是一种需要紧急处理的急重症情况。

2. 癫痫常见吗？一般出现在哪些人群中？

癫痫是最常见的神经系统疾病之一。据世界卫生组织统计，全世界约有5000 万癫痫患者，每年新发患者超过 400 万。

国内的流行病学调查显示，我国癫痫患者人数超过 900 万，每年约有40 万新发患者。癫痫可以在任何年龄段、任何地区和任何种族中发病，但婴幼儿和老年人更易患病。

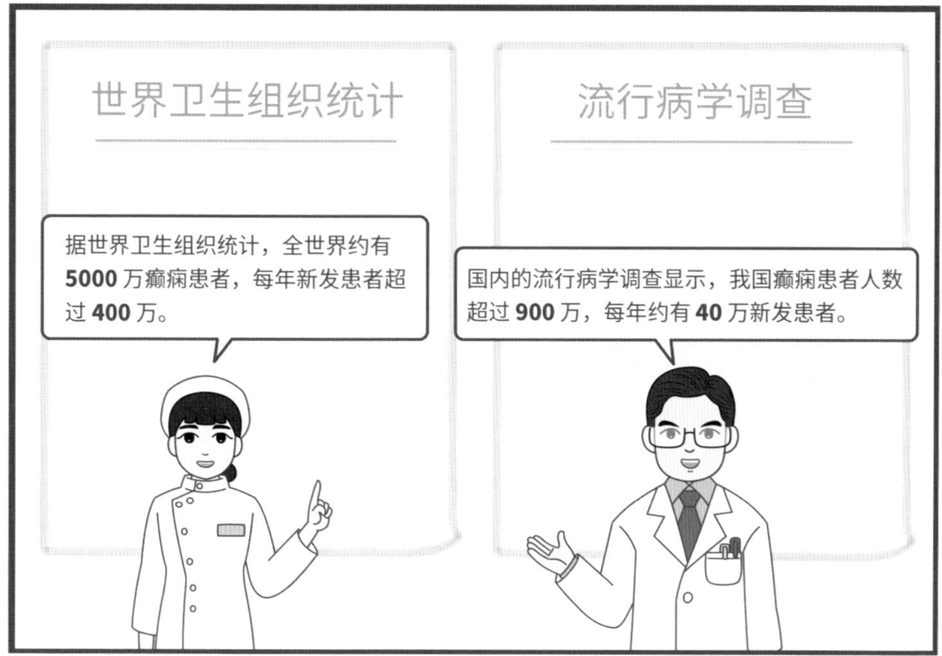

3. 癫痫是如何发生的？

脑部神经元高度同步化异常放电导致了癫痫的发生。我们的大脑由上百亿个神经元组成，这些神经元之间互相连接，传导电信号，形成复杂的“电路”。

正常情况下，这些电信号有序传导，实现人体完整且协调地活动。而在癫痫患者脑中，不同的病因导致“电路”异常，许多神经元同时出现异常放电，形成一个巨大的“电风暴”，患者就会出现功能障碍，也就是常说的癫痫发作。

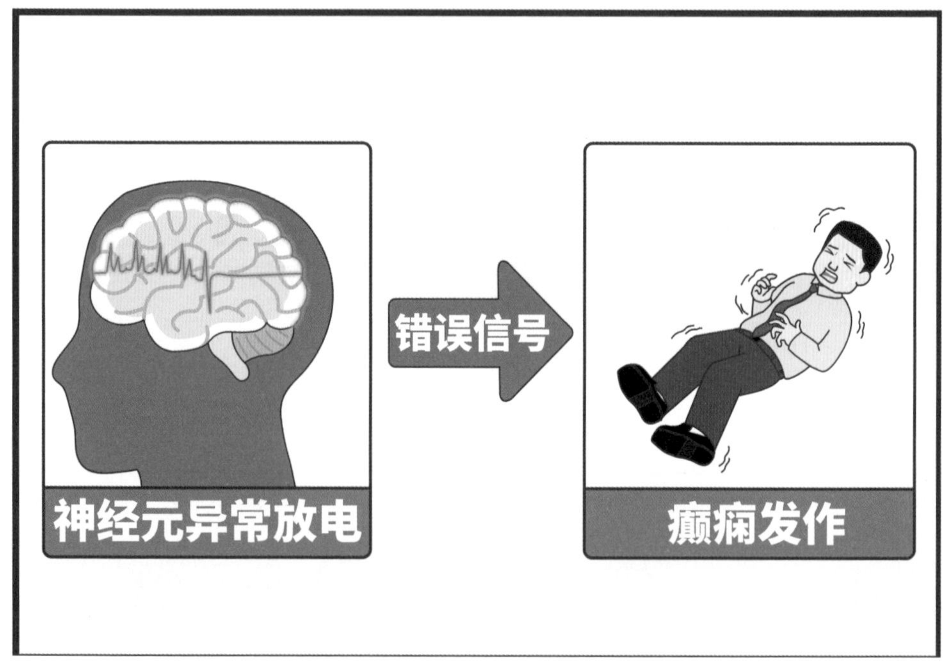

4. 癫痫是一种“神秘”的疾病吗？

癫痫的英文“epilepsy”起源于古希腊，意思是“被抓住”，那时的人们给癫痫赋予了诸多神秘色彩。现在仍有患者和家属认为癫痫很“神秘”，因此听信各种迷信手段，反而影响了患者及时就医，最终延误病情。

其实癫痫并非一种神秘的疾病，癫痫发作是由多种脑部病变引起的大脑功能障碍。现代医学可以借助脑电图、磁共振等多种检查对癫痫进行诊断，有药物、手术等多种治疗手段。围绕着癫痫的病因、发病机制、症状、诊断、治疗等，已经形成系统的学科，许多关于癫痫的谜团被逐步破解。

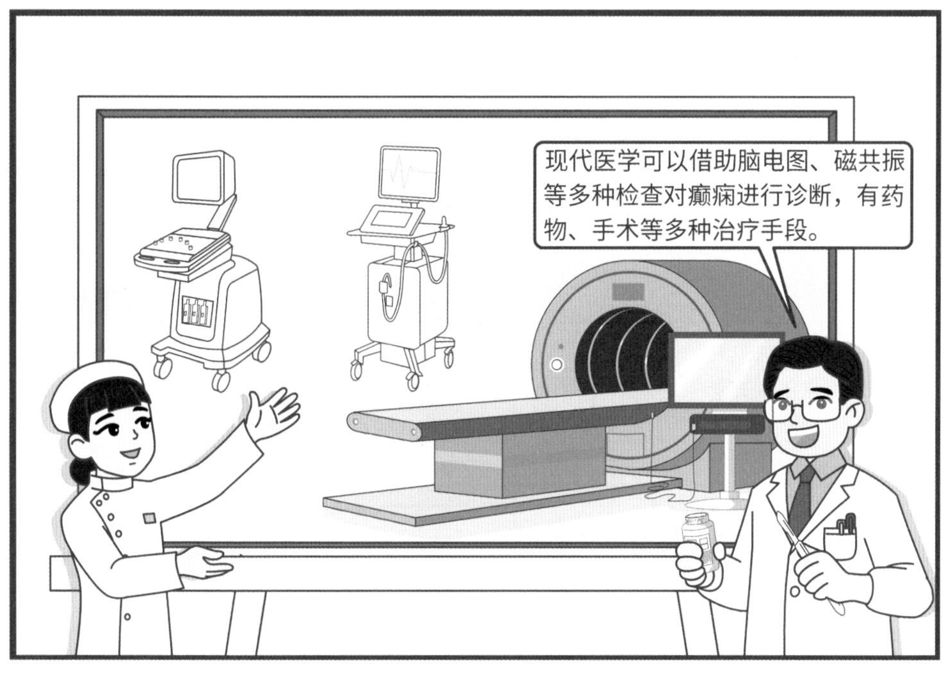

5. 哪些病因会导致癫痫？

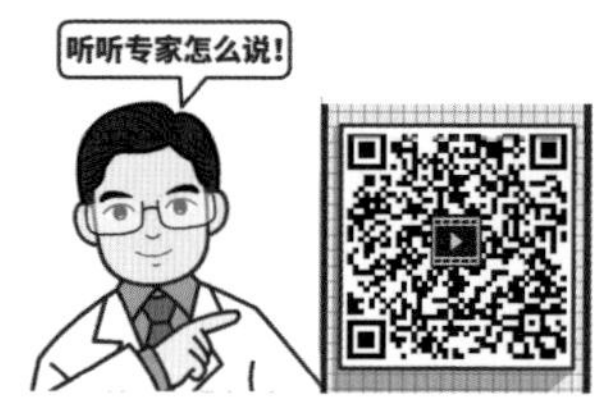

癫痫的病因多样，许多脑部疾病或全身性疾病都可以引发癫痫。脑部疾病可能源于先天性因素，如基因突变、大脑发育障碍或脑血管畸形，也可能由出生时或出生后的各种疾病引起，如产伤、脑血管病、脑脓肿、脑膜炎、颅内肿瘤、脑炎、脑寄生虫感染及颅脑外伤等。此外，一些全身性疾病，包括低血糖、低血钙、甲状腺功能异常、药物中毒及休克等，也是导致癫痫发作的原因。随着各种诊断技术的不断进步，越来越多的癫痫患者的病因能够确定。然而，仍有相当多的患者，即使使用当前所有的检查手段，也无法确定病因。他们的唯一症状就是癫痫发作，这种情况被称为“特发性癫痫”。

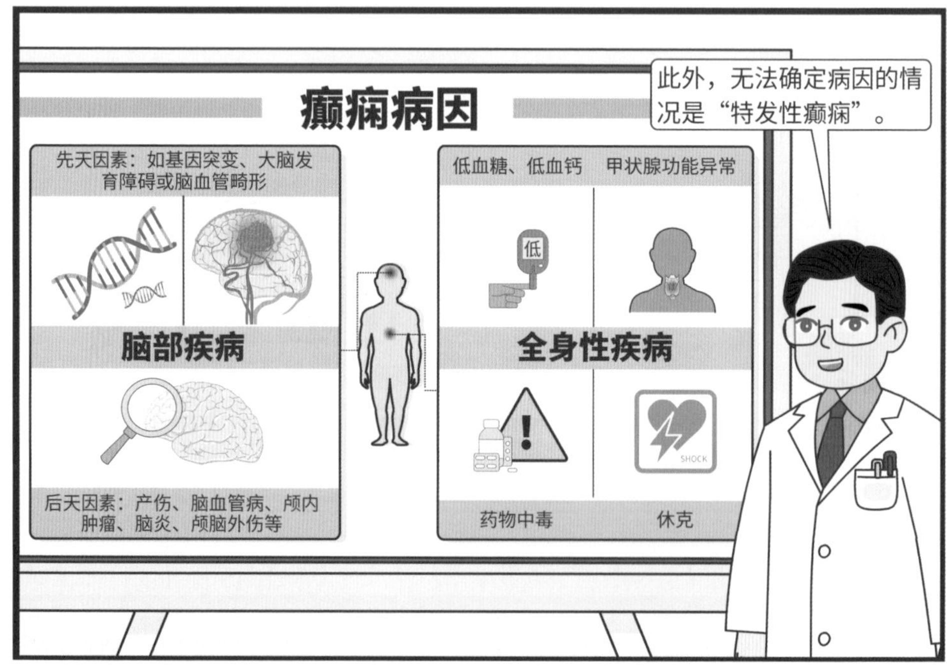

6. 亲属中没有癫痫患者，为什么也会患癫痫？

一小部分癫痫是由先天遗传性疾病引起的，如结节性硬化、皮质发育畸形，这类癫痫有可能在亲属中出现多个癫痫患者。但多数的癫痫是后天获得的，如外伤、脑卒中、肿瘤、新生儿产伤等导致的癫痫，此类癫痫不会遗传。

因此，虽然癫痫与遗传有一定关联，但并不意味着只有遗传才会导致癫痫。即使患者的家族中并没有癫痫患者，也可能因受到后天的一种或多种因素影响而患癫痫。

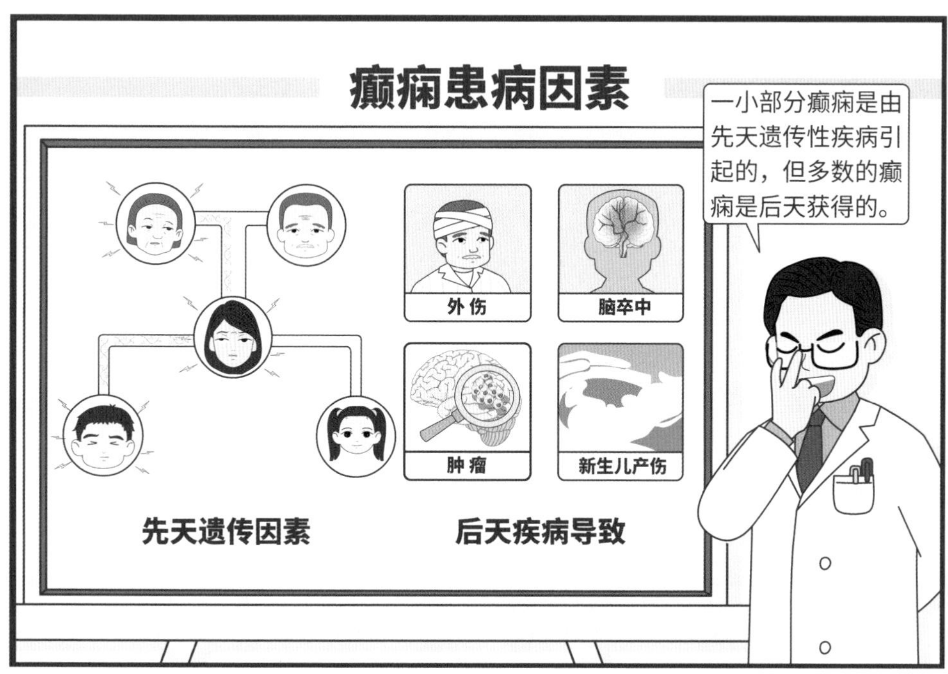

7. 癫痫发作为什么具有反复性？

癫痫发作时，大脑许多神经元同时异常放电，这是一个兴奋的过程，但大脑本身有一种保护性的抑制机制，因此神经元异常兴奋后会逐渐被抑制机制终止。当异常放电终止时，即癫痫发作结束，患者可逐渐恢复正常。这种异常兴奋—抑制的情况反复出现，在临床上就表现为癫痫发作的反复性。每个癫痫患者都有不同的发作频率，有些患者每日发作数十次，有些患者几个月或几年才发作一次，还有些患者的发作频率没有规律性。总体来说，癫痫发作是不可预测的。

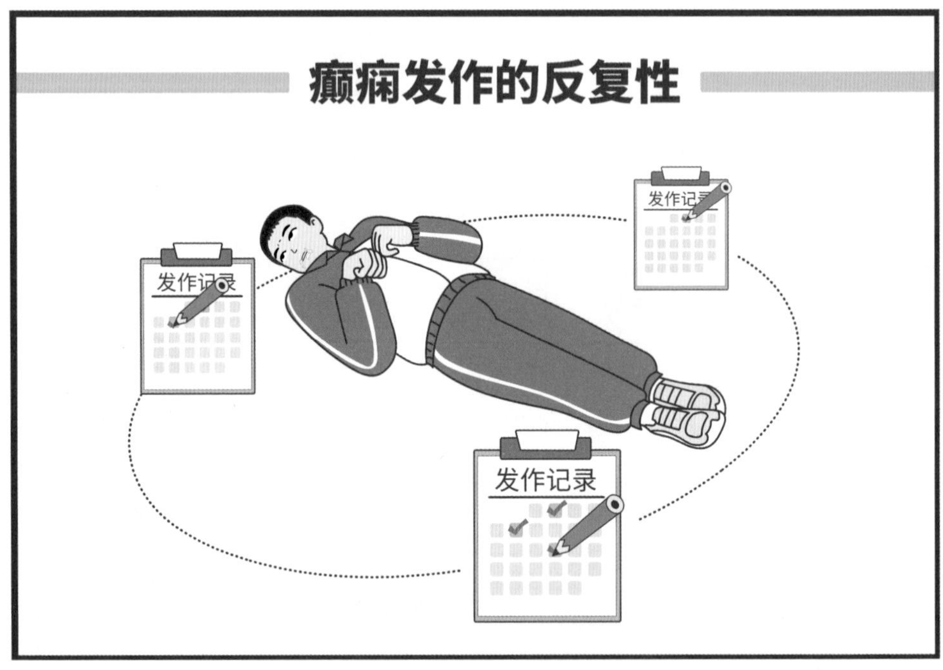

8. 患癫痫会有生命危险吗？

一般情况下癫痫发作不会导致死亡，但当出现严重的惊厥性癫痫持续状态，也就是患者持续肢体抽搐不能自行终止时，可能会导致患者缺氧、脏器衰竭，进而导致死亡。但惊厥性癫痫持续状态很少出现，导致癫痫患者死亡的主要原因往往是发作时意识丧失造成的意外事故。总的来说，癫痫患者的死亡危险性是一般人群的 2～3 倍。及时急诊干预、规范治疗、合理照护，能降低癫痫患者的死亡风险。

风险一:严重的惊厥性持续状态
缺 氧
脏器衰竭
风险二:意识丧失导致的意外事故
溺 水
机械伤
摔 伤
窒 息

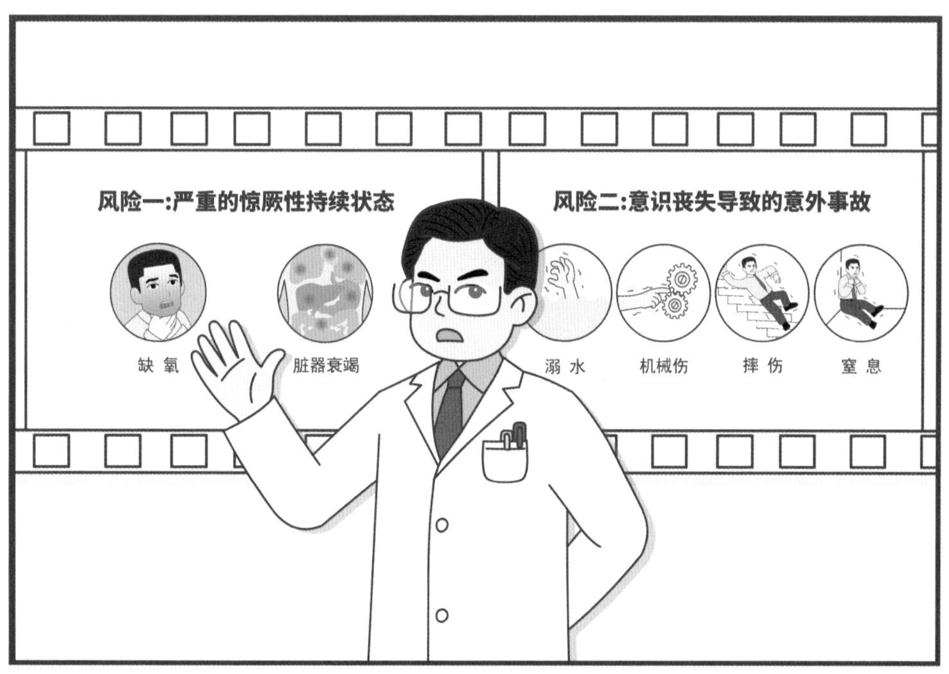

PART 2

第二篇
症状篇

1. 癫痫发作的表现都是一样的吗?

癫痫发作的表现并不都是一样的,它取决于大脑中哪个部位受到了影响。最新的国际抗癫痫联盟将癫痫发作分为 3 大类,即局灶性、全面性和起始不明,同时还包括约 30 种小类的癫痫发作。

癫痫发作分类

局灶性

知觉保留/知觉障碍

运动性
自动症
失张力
阵挛
癫痫性痉挛
过度运动
肌阵挛
强直

非运动性
自主神经性
行为中止
认知
情绪
感觉

局灶进展为双侧强直-阵挛

全面性

运动性
强直-阵挛
阵挛
强直
肌阵挛
肌阵挛-强直-阵挛
肌阵挛-失张力
癫痫性痉挛

非运动性
典型失神
不典型失神
肌阵挛失神
伴眼睑肌阵挛的失神

起始不明

运动性
强直-阵挛
癫痫性痉挛

非运动性
行为中止

无法分类

癫痫发作既可表现为意识丧失、双眼上翻、口吐白沫、肢体抽搐（全身抽搐或局部抽搐），也可表现为单纯的愣神、心慌、反应迟钝、自言自语、肢体快速抖动、无目的行为或剧烈的动作等。

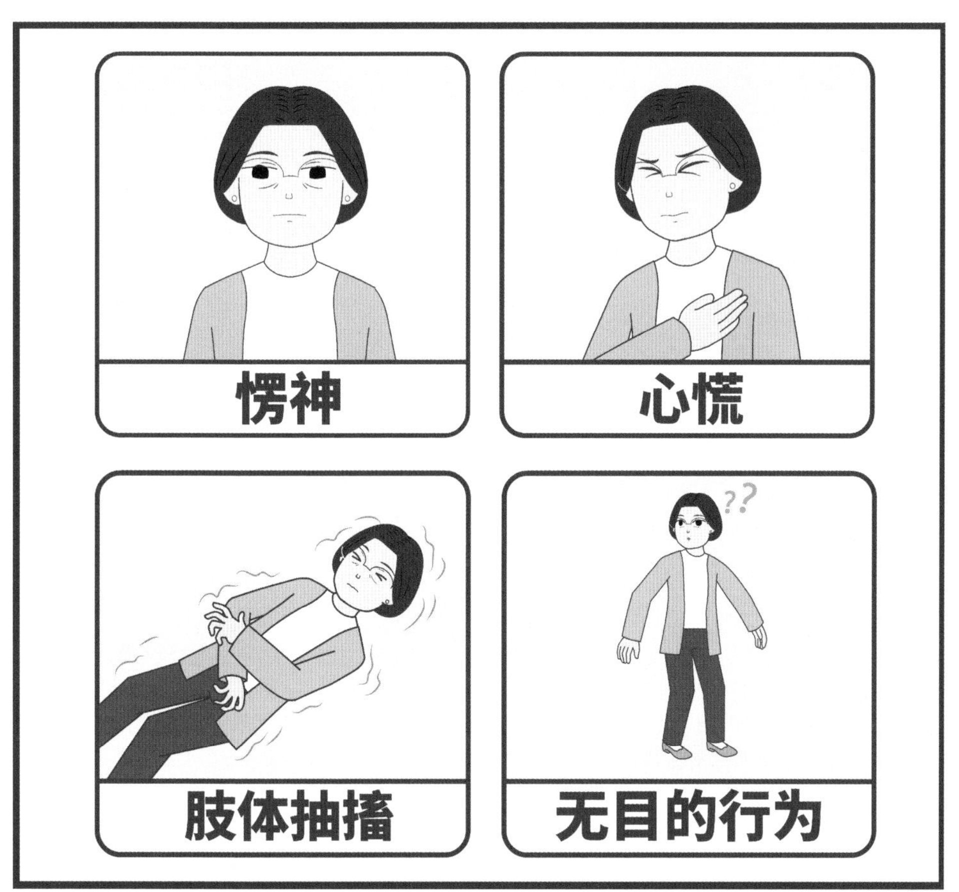

2. 癫痫发作有哪些特征？

癫痫发作的具体表现可能因人而异，一般来说，癫痫发作具有以下几种共同特征：

发作性

癫痫发作通常是突然发生的，患者可能在没有明显预兆的情况下突然出现双眼发直、口唇发紫、四肢抽搐，或突然点头、表情变得惊恐或不自然地笑，甚至会突然摔倒，一旦出现以上症状，很可能是癫痫发作的征兆，应及时去医院进行全面的检查。

短暂性

除持续状态外，癫痫发作通常是短暂的，一般持续数秒钟至数分钟可自行结束。

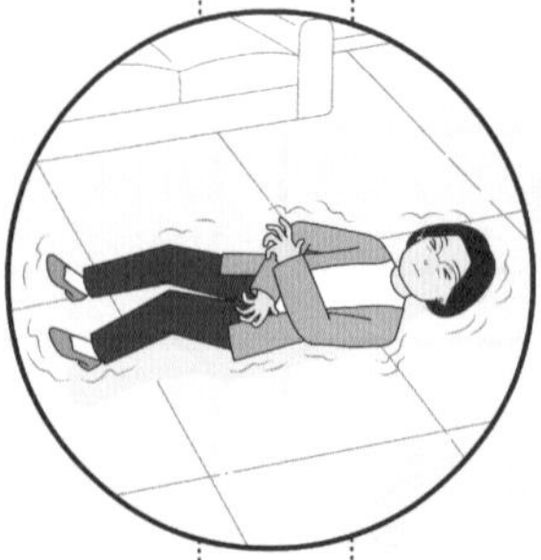

重复性

癫痫是一种慢性疾病，患者可能会出现反复发作的情况，每个患者的发作频率都可能不同。

刻板性

虽然癫痫发作类型和发作症状多种多样，但对同一患者而言，每次发作症状通常都是相似的。

3. 癫痫发作一般持续多长时间？

癫痫发作通常具有自限性，一般会在数秒或数分钟内自行停止。大多数癫痫发作不会超过 5 分钟。如抽搐发作持续时间超过 5 分钟，建议紧急前往医院急诊就医。

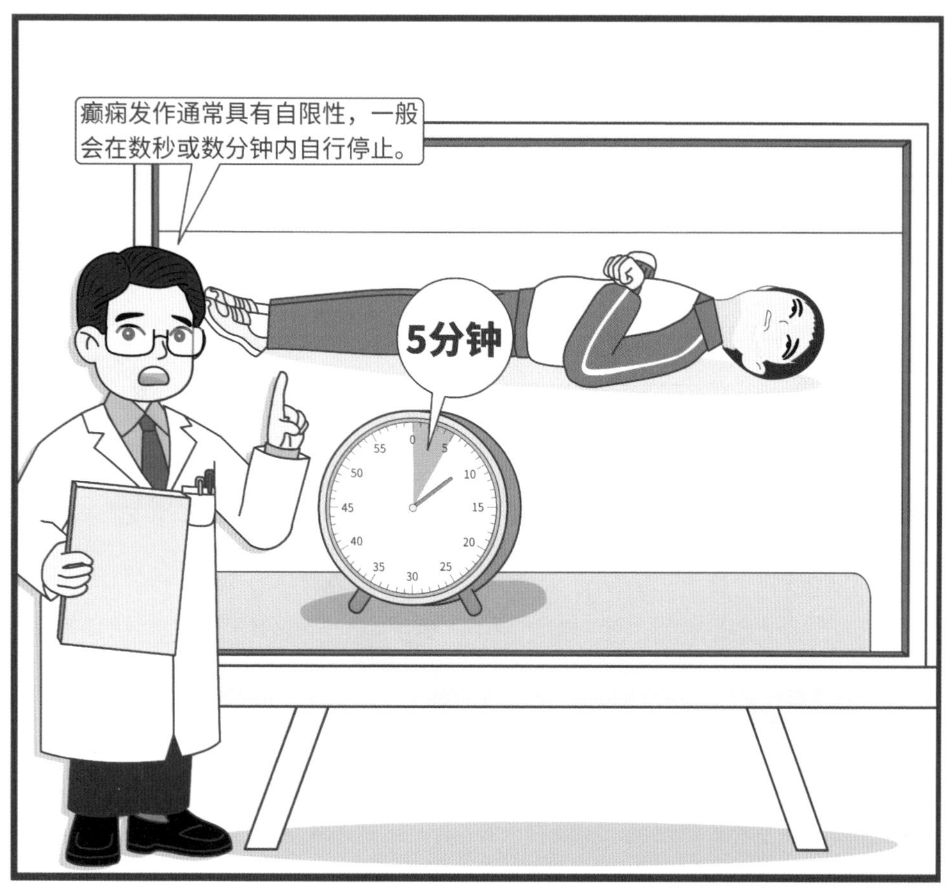

4. 癫痫持续状态是怎样的?

持续癫痫发作超过 5 分钟或癫痫反复发作 2 次以上且发作间歇期意识未能完全恢复，需要考虑癫痫持续状态。根据癫痫发作的类型，癫痫持续状态可分为惊厥性癫痫持续状态和非惊厥性癫痫持续状态。

惊厥性癫痫持续状态是最严重、最紧急的发作类型，表现为持续的肢体强直、阵挛或两者兼有，并伴有意识障碍。此类型的患者容易发生舌咬伤、尿失禁和窒息，致残率和病死率非常高。由于惊厥性癫痫持续状态是一种临床上的急危重症，如不及时救治，可能导致不可逆的脑损伤。

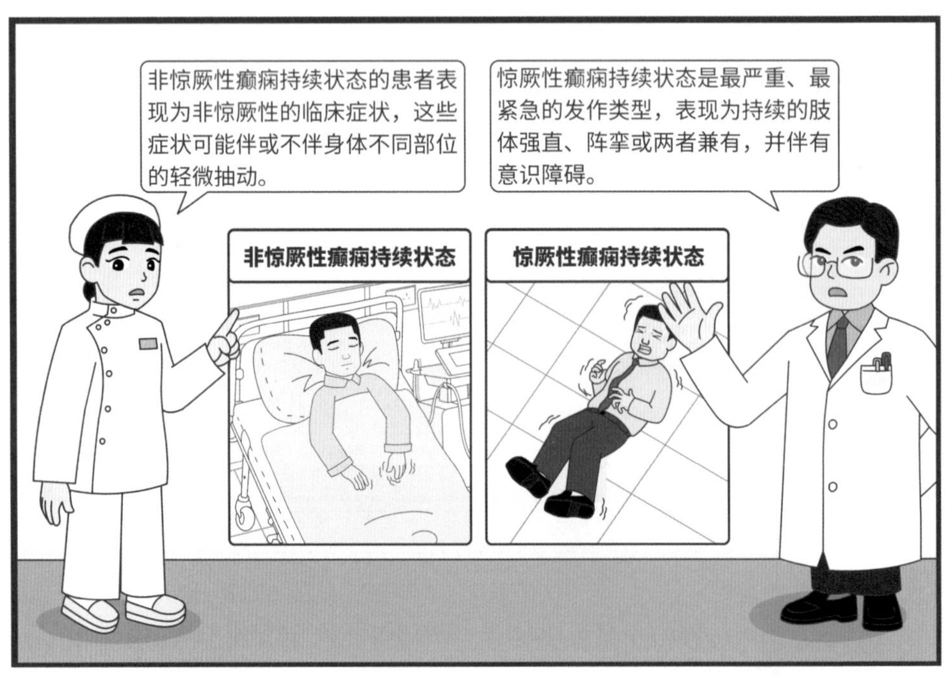

非惊厥性癫痫持续状态的患者表现为非惊厥性临床症状，如神经功能缺失、意识障碍或行为改变等，这些症状可能伴或不伴身体不同部位的轻微抽动。诊断非惊厥性癫痫持续状态需要结合脑电图监测显示的持续癫痫样放电，根据患者的临床表现和治疗效果进行综合判断。

一旦家属发现患者出现癫痫持续状态，应尽快送医抢救，以最快的速度终止患者的癫痫持续状态。

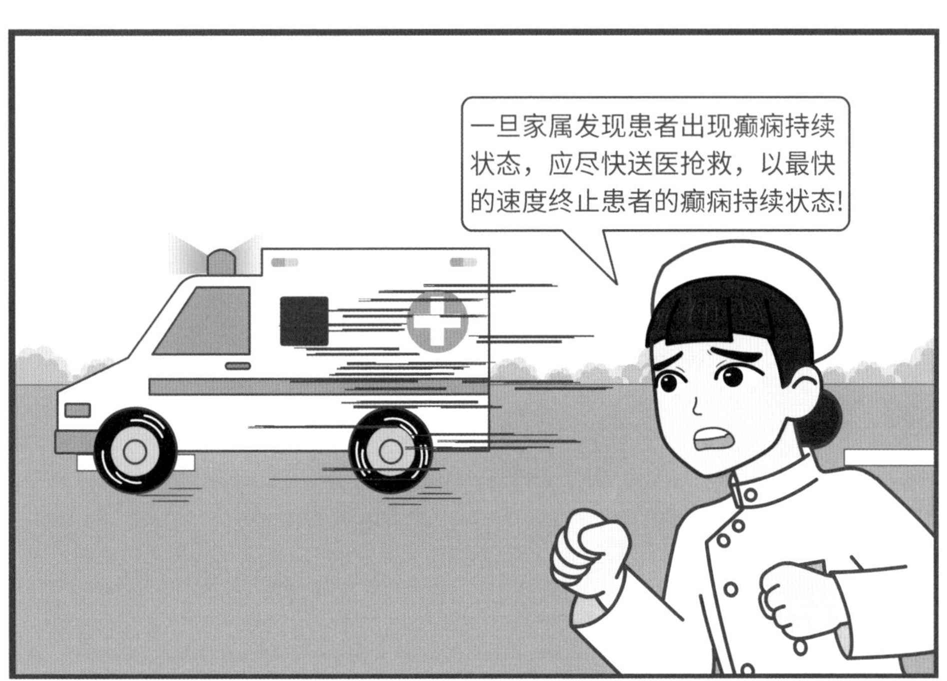

5. 癫痫发作会有预感和先兆吗?

有一些患者在发作前数秒有特殊的感觉，能预感癫痫即将发作。这种感觉在医学上被称为“先兆”。先兆发生在意识丧失之前，患者可以清晰地感受到并记住这种感觉。先兆的表现形式多种多样，有些患者可能会有胃气上升感、心跳加速或感觉特别恐慌。有些患者则会有一种似曾相识的感觉，或感觉自己进入了另一个环境。有些患者可能会出现幻听、幻视等症状。身体上的感觉也可能发生变化，如肢体可能会有过电的感觉、麻木或冷。先兆症状发生后，癫痫发作可能进一步发展，患者可能会出现愣神、重复某种动作，甚至可能出现全身抽搐。有些患者只存在先兆症状，不会进一步发展成其他类型的发作。总体来说，癫痫的先兆是一个重要的信号，患者和家属应该对其有所了解，以便在发作时能够及时采取措施。

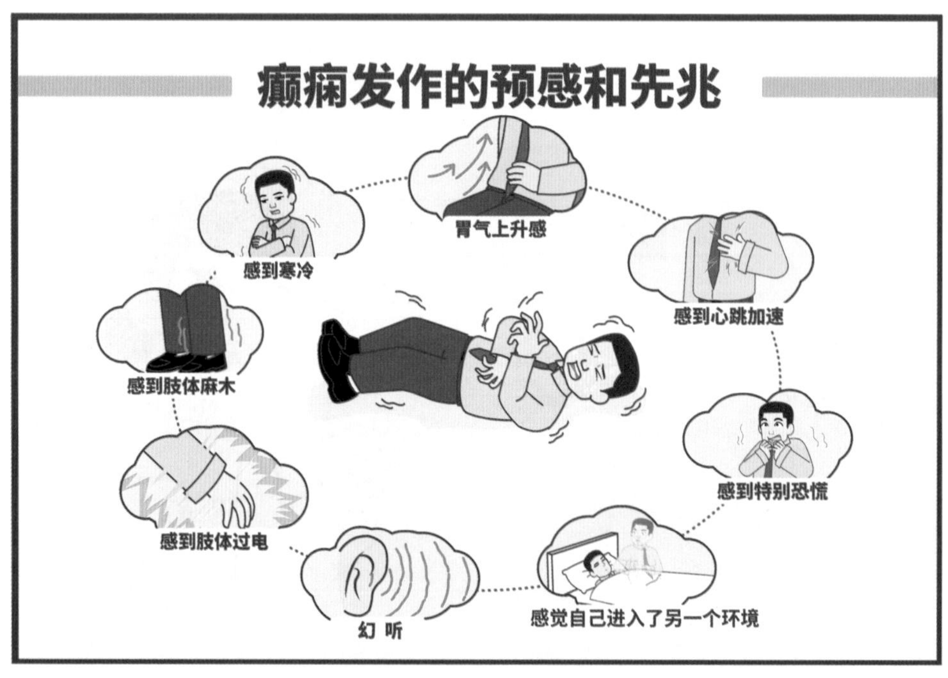

6.“抽风”一定是癫痫吗？

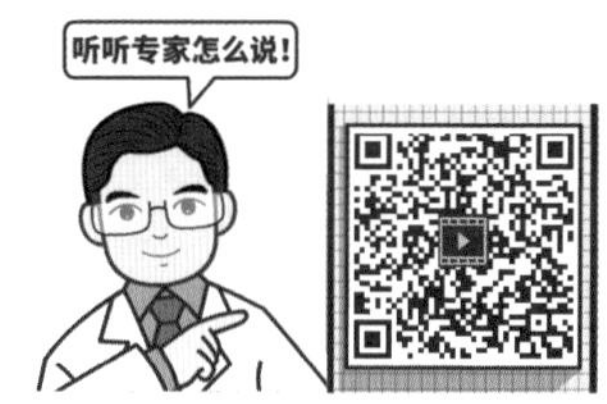

“抽风”在口语上常常被用来描述癫痫发作，但并不是所有的“抽风”都是由癫痫引起的。人们所说的“抽风”通常描述的是以下情况：意识丧失、双眼上翻、口吐白沫、肢体抽搐等，此类发作高度提示癫痫疾病。但是，有多种其他原因也可能导致类似“抽风”的症状，如低血糖、心律失常、严重肝肾疾病、电解质紊乱等都可能导致短暂的意识丧失和抽搐。此外，某些食物／药物的使用或突然停用（如饮酒、突然停用苯巴比妥）也可能引起类似症状。

因此，当某人出现“抽风”症状时，不能仅凭这一症状就确定是癫痫，而是需要进行详细的医学评估，包括脑电图、头颅影像学检查等，以明确引起症状的真正原因。

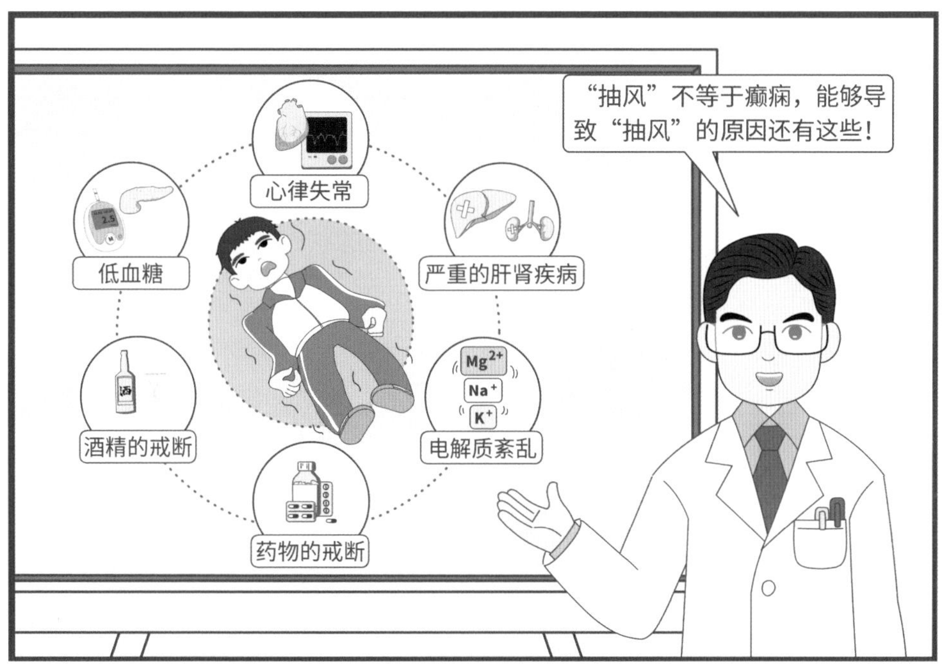

7. 癫痫发作都表现为“抽搐”吗？

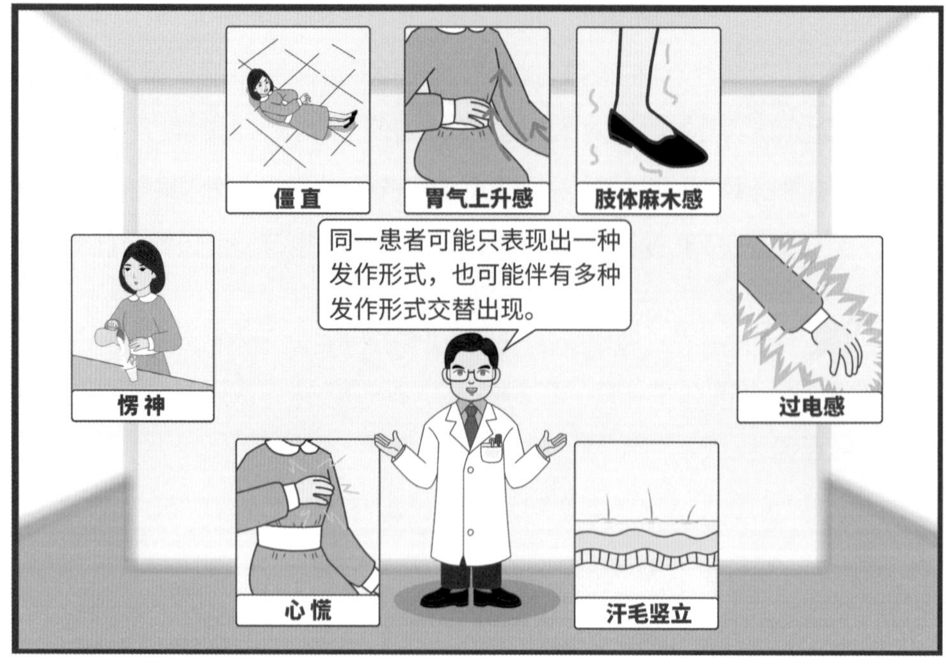

癫痫发作的表现形式多种多样，并不都表现为“抽搐”。如失神发作，患者可能突然停止正在做的事情，表现出愣神的状态，持续几秒钟，然后恢复正常。强直发作时，患者的肢体或躯干可能突然变得僵硬，维持某种特定的姿势一段时间，但不伴随抽搐。除此之外，癫痫发作还可能表现为胃气上升感、汗毛竖立、心慌、肢体麻木感、过电感等自主神经症状或感觉性症状。同一患者可能只表现出一种发作形式，也可能伴有多种发作形式交替出现。

8. 人们常说的“大发作”和“小发作”指的是什么？

在大多数人的认知中，“癫痫大发作”通常指的是严重或持续时间较长的发作。1981 年，国际抗癫痫联盟在癫痫发作的分类中，将既往术语中的“大发作”替换为全面性发作中的强直－阵挛发作。这种发作主要表现为意识丧失、突然倒地、四肢僵硬、全身抽搐，还可能伴有尖叫、两眼上翻、口唇发绀、口吐白沫、呼吸不规律等，有时还会出现舌咬伤、大小便失禁等。这些症状会在几分钟后停止，患者意识逐渐恢复正常，但通常无法回忆起发作的过程。由于全面性强直－阵挛发作起病急骤，因此需要紧急救治并及时就医。

“癫痫小发作”也是旧称。人们常说的“癫痫小发作”主要是指发作性短暂意识障碍，表现为突然愣神、活动中止、言语中断、两眼凝视，有时持物掉落、面色苍白，有时伴有咂嘴和不自主的摸索，一般不伴有四肢抽搐。由于发作时间很短，发作表现得不剧烈或比较柔和，很容易被患者及家属忽略，导致患者得不到及时治疗。如生活中发现有人说话或吃饭时突然停止一段时间又恢复，这可能是“癫痫小发作”状态。

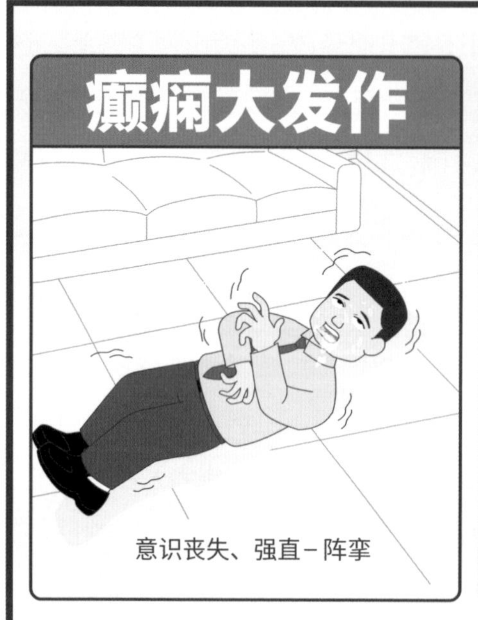
癫痫大发作
意识丧失、强直－阵挛

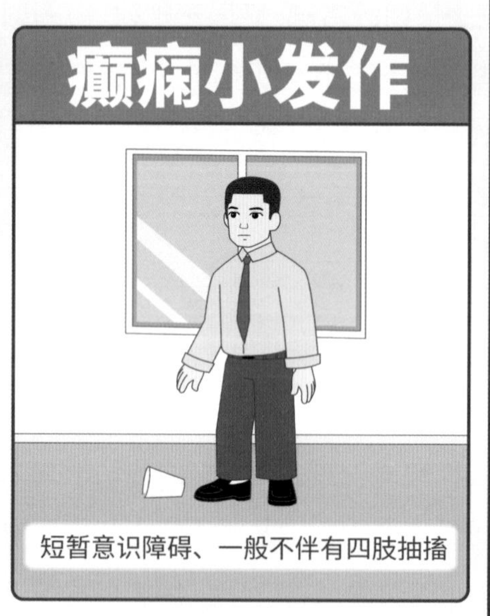
癫痫小发作
短暂意识障碍、一般不伴有四肢抽搐

9. 点头也可能是癫痫发作吗？

点头也可能是癫痫发作。尤其是有些孩子会出现频繁地点头、弓背、耸肩、双上肢抬举呈拥抱姿势，这些行为由于不是典型的抽搐症状，很容易被家长忽略。

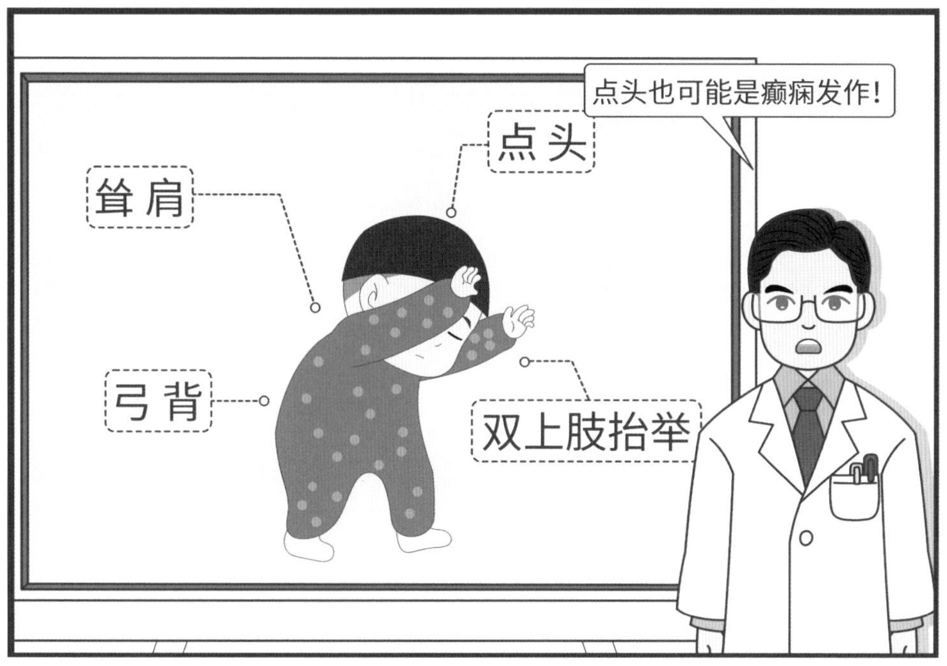

一旦发现孩子出现上述行为，尤其是年龄小、发育落后的孩子，应该尽快到医院进行脑电图等检查，排查癫痫的可能性。

10. 反复腹痛是癫痫发作吗？

腹痛和癫痫看似毫无关联，但有一种特殊的癫痫发作可以表现为腹痛。这种特殊类型的癫痫以反复发作的腹痛为主要症状，发作时间不限白天或夜间，多见于儿童。由于其较为罕见，容易被忽视，常被误诊为胃肠道疾病。

此类癫痫的常见症状包括：无明显诱因的突发腹痛，疼痛性质剧烈，呈刀割样疼痛或绞痛，持续数秒至数小时，发作频率和次数不定。有时伴发自主神经功能紊乱，表现为恶心、呕吐、面色苍白、大汗淋漓等，甚至出现抽搐或意识障碍。此类癫痫发作后患者常感觉疲劳、嗜睡。这类癫痫与许多胃肠道疾病的症状相似，因此容易被误诊为急慢性胃肠炎、肠道蛔虫、肠痉挛、肠套叠等。脑电图异常是诊断该病的重要依据。

对于患者来说，看似简单的腹痛，千万不能想当然地自行诊治，应第一时间到正规医院进行规范诊治，以免错过最佳治疗时机，造成更长久的痛苦。

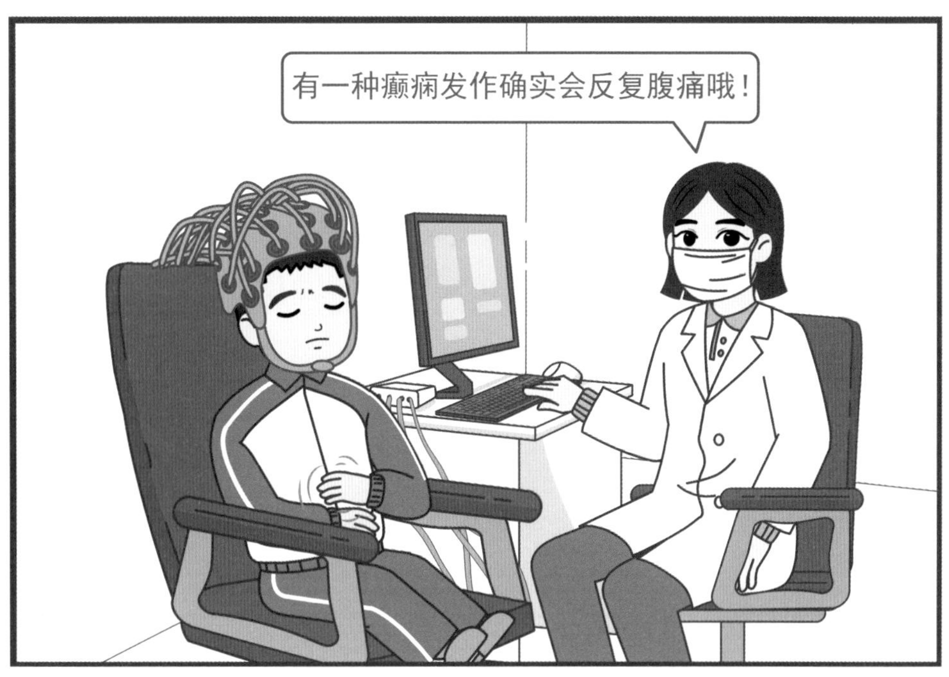
有一种癫痫发作确实会反复腹痛哦！

11. 突发愣神是癫痫发作吗？

某个人可能会出现讲话时突然语言放缓或中断；或行走时突然站立不动；或吃饭时将食物递往嘴里的动作停止，好像被按下“暂停键”，将正在进行的活动中断等情况。但是当你追问他刚才发生什么事时，他一脸茫然地说不知道。

如遇到以上类似突然愣神的状况，应警惕可能是癫痫发作，这是一种非惊厥性发作类型。患者会突发意识障碍，突然停止正在进行的活动和语言、双眼迷茫凝视、表情呆滞、对外界刺激没有反应。有时，患者还会伴随眨眼、咀嚼或手摸索的动作。整个过程较为短暂，通常在数秒或数十秒内就会缓解。因此，遇到类似情况，应及时就医检查，以便准确判断并进行相应治疗。

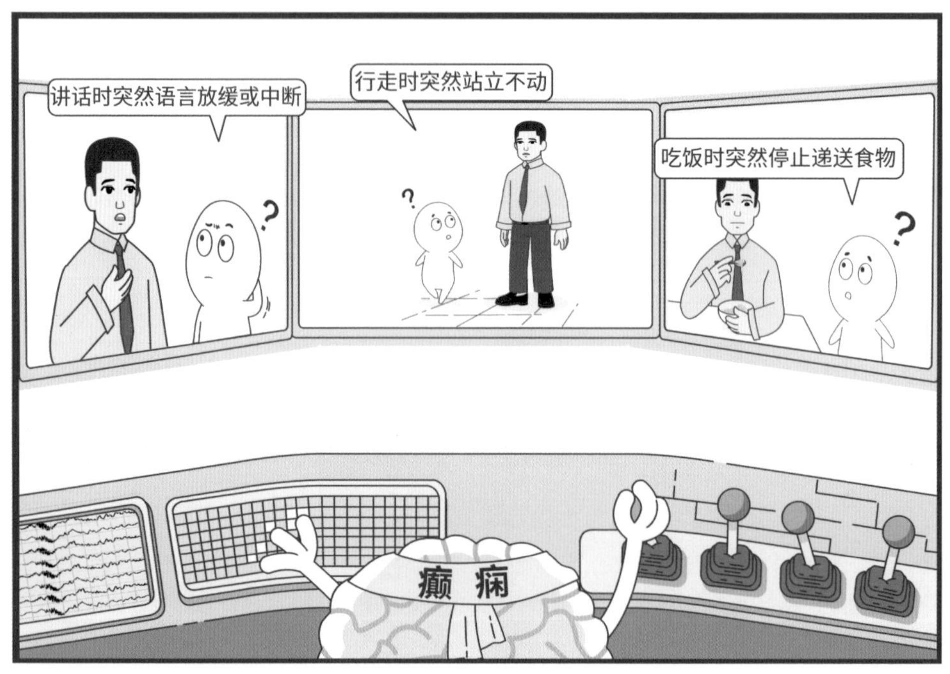

12. 肢体抖动是癫痫发作吗？

肢体抖动可以由很多原因引起，一些可能是癫痫发作，一些则不是癫痫发作。

癫痫的一些发作类型可以表现出肢体抖动，如肌阵挛发作，表现为肌肉不自主、快速且短暂的电击样抽动，有时会导致手持物品被甩掉。如在刷牙时突然把牙刷扔掉，写着东西突然把笔扔掉。这种清醒状态下快速的肢体抖动有可能是癫痫发作的一种表现形式，但肢体抖动也可以由其他原因引起，如刚入睡时出现的肢体快速抖动，多数为正常的生理现象。

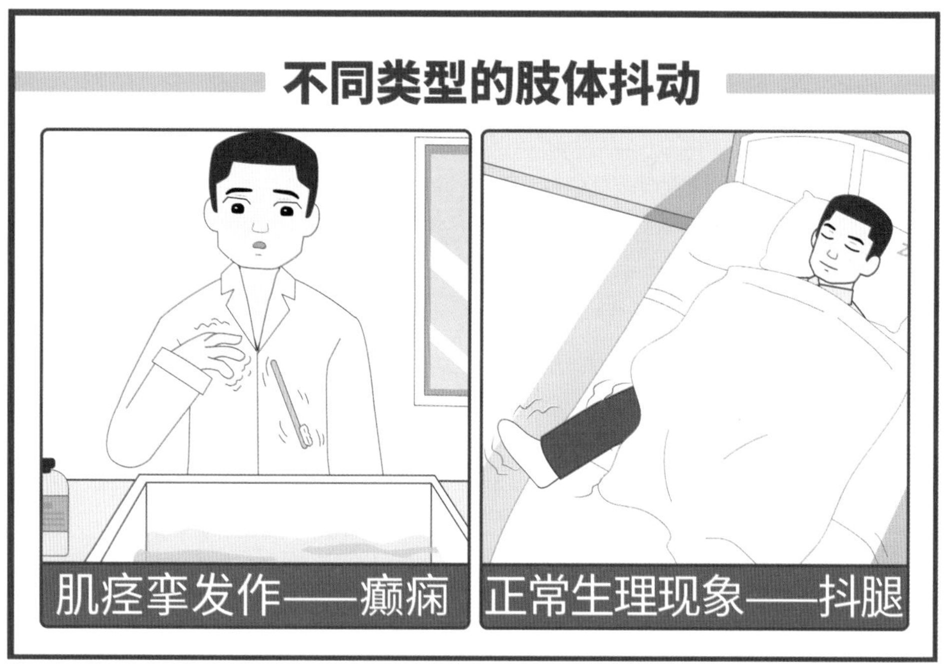

13. 起“鸡皮疙瘩”是癫痫发作吗？

当受到危险、寒冷或情绪的刺激后，人体的交感神经会兴奋，进而导致立毛肌收缩、汗毛立起，同时皮肤还会出现颗粒样凸点，即常说的“鸡皮疙瘩”。起“鸡皮疙瘩”是一种常见的生理现象，但如果频繁出现这种现象，就需要引起警惕和重视。这种频繁出现的“鸡皮疙瘩”有可能是癫痫发作的一种特殊表现形式，称为竖毛发作或立毛发作，属于自主神经发作的一种，可伴有寒冷感、面色苍白、心率增快、胃肠道症状、意识模糊等，病因可能包括脑肿瘤、自身免疫性脑炎等多种情况。如频繁出现“鸡皮疙瘩”，需要积极到医院就诊，查找病因。

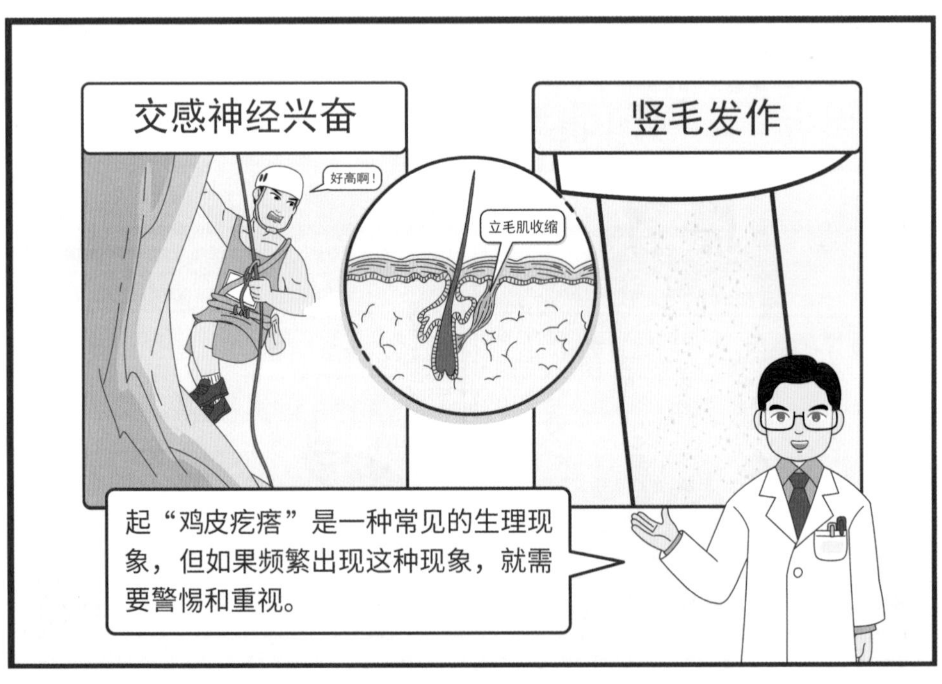

14. 突然跌倒是癫痫发作吗？

突然跌倒常见于癫痫失张力发作，表现为全身或部分肌肉的肌张力减低或暂时丧失，以致人体无法维持正常姿势。这种状况会导致突然的头下垂、肢体下垂或跌倒，持续时间从数秒至 1 分钟不等。发作时间较短的情况下，意识障碍可能不明显，而且发作后患者可以立即恢复清醒并站立。这种类型的发作多见于儿童，常常会导致孩子突然摔倒和受伤。

然而，需要注意的是，突然跌倒可能由多种原因引起，如脑血管病、发作性睡病等，并不一定都是癫痫发作。因此，在出现上述情况时，应及时就医，进行相关检查，以确定具体病因。

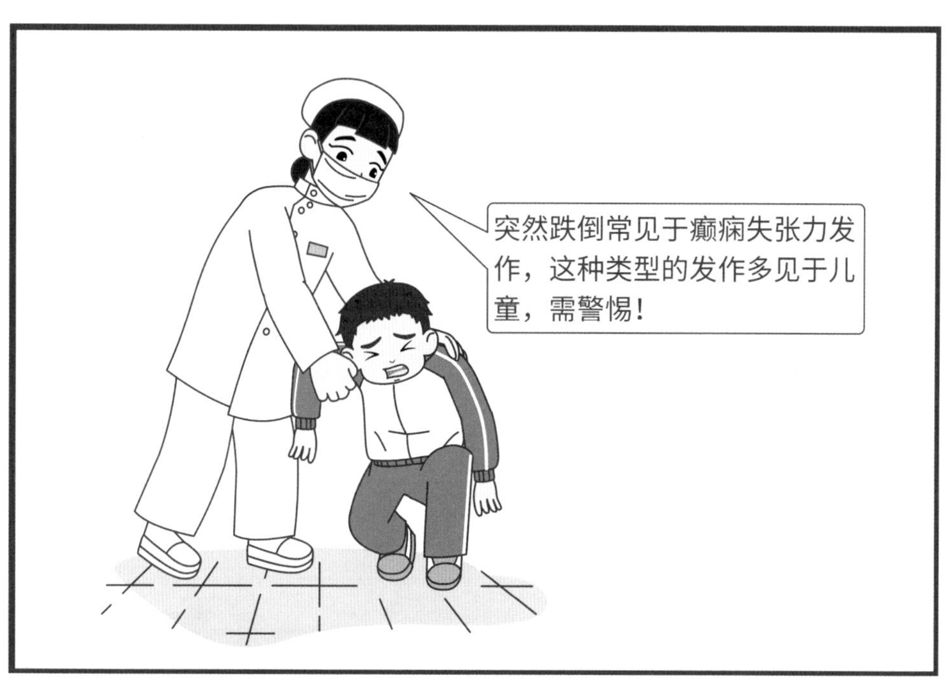

15. 睡眠中大喊大叫是癫痫发作吗？

睡眠中的异常行为可能与多种因素有关，癫痫只是其中之一。有些癫痫发作容易在睡眠时发生，可表现为睡眠中突然喊叫，肢体的踢打、摇晃、扭动或抽搐，发作持续时间短，通常不超过 2 分钟，发作频率高，每晚可发作多次，发作后可立即入睡。

但类似的症状也可能出现在其他与睡眠相关的疾病中，如睡惊症、梦魇、快速眼动睡眠行为障碍等疾病。如果频繁出现这种情况，建议尽快到医院就诊，查找病因。

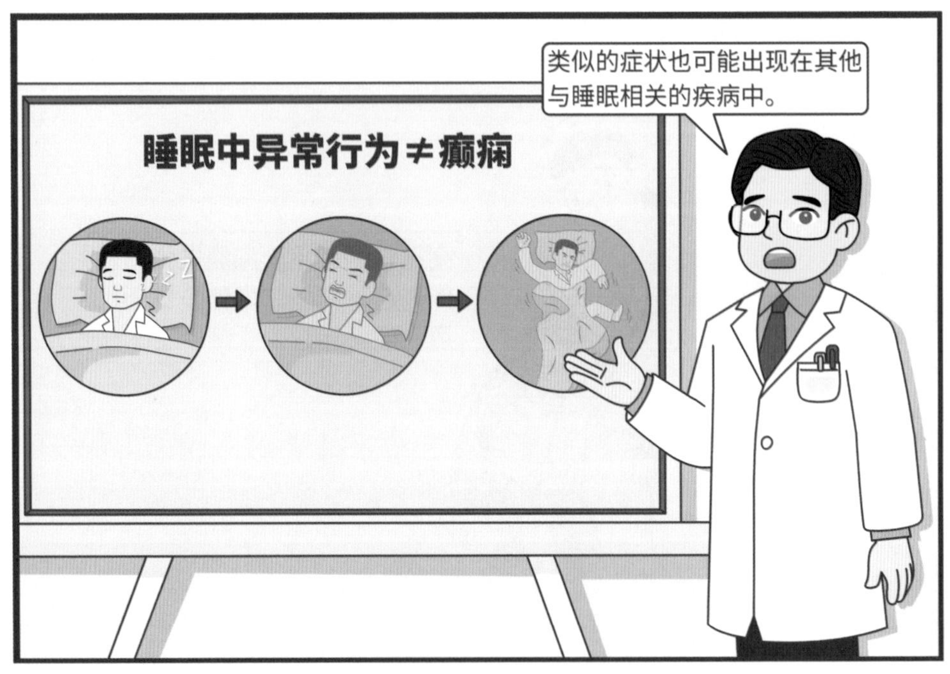

16. 反复癫痫发作会“变傻”吗?

癫痫发作患者的起病年龄、癫痫的病因、癫痫发作类型、发作频率、是否及时进行规范的治疗等，都可能对患者的认知功能造成影响，因此，反复癫痫发作是否会“变傻”是因人而异的。如一些儿童期起病的自限性癫痫综合征患者，癫痫发作频率低，且长大后不再出现癫痫发作，预后良好，一般不会影响智力。但有些癫痫会影响认知，如癫痫性脑病，患者生病后甚至可以出现认知的倒退。还有一部分颞叶内侧癫痫的患者，由于海马长期受到癫痫放电的影响，患者会出现明显的记忆力下降，也会影响到患者的认知功能。

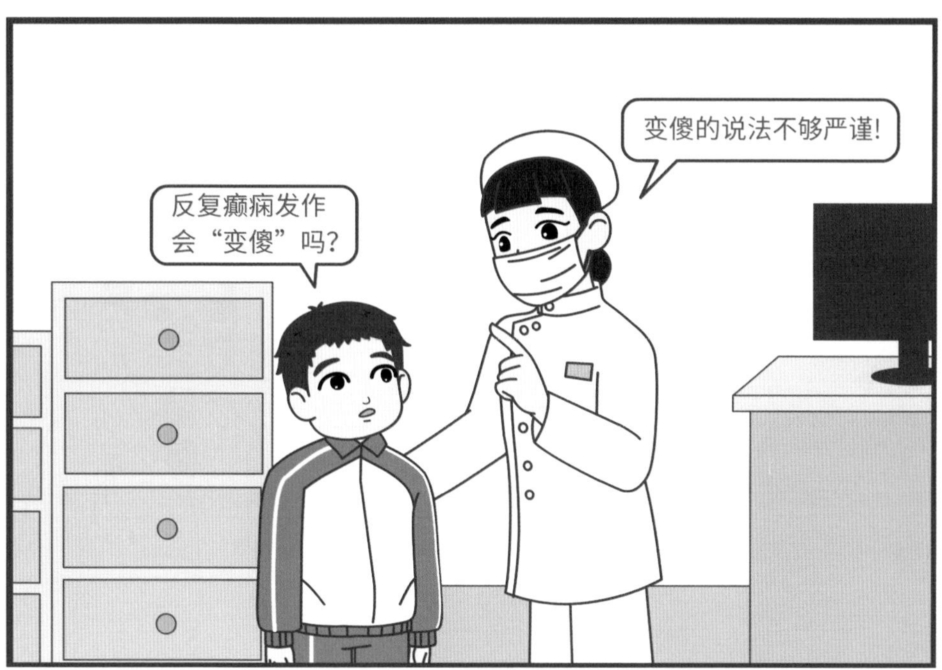

17. 癫痫发作会影响情绪吗？

癫痫发作可能会影响情绪，癫痫患者中可能有 1/5 的人同时被诊断为焦虑或抑郁状态。如有此类情况，建议和医生沟通自己的情绪问题，寻求医生的帮助。

癫痫发作可能会影响情绪，一方面原因是癫痫发作这个事件让患者不开心、恐惧、担忧。
另一方面，癫痫发作的神经网络和情绪调节的网络有共同节点，如杏仁核、岛叶等部位和癫痫发作及情绪调节都有关系，在癫痫发作后，大脑中与情绪调节相关的区域受到了影响，患者就出现了情绪异常。

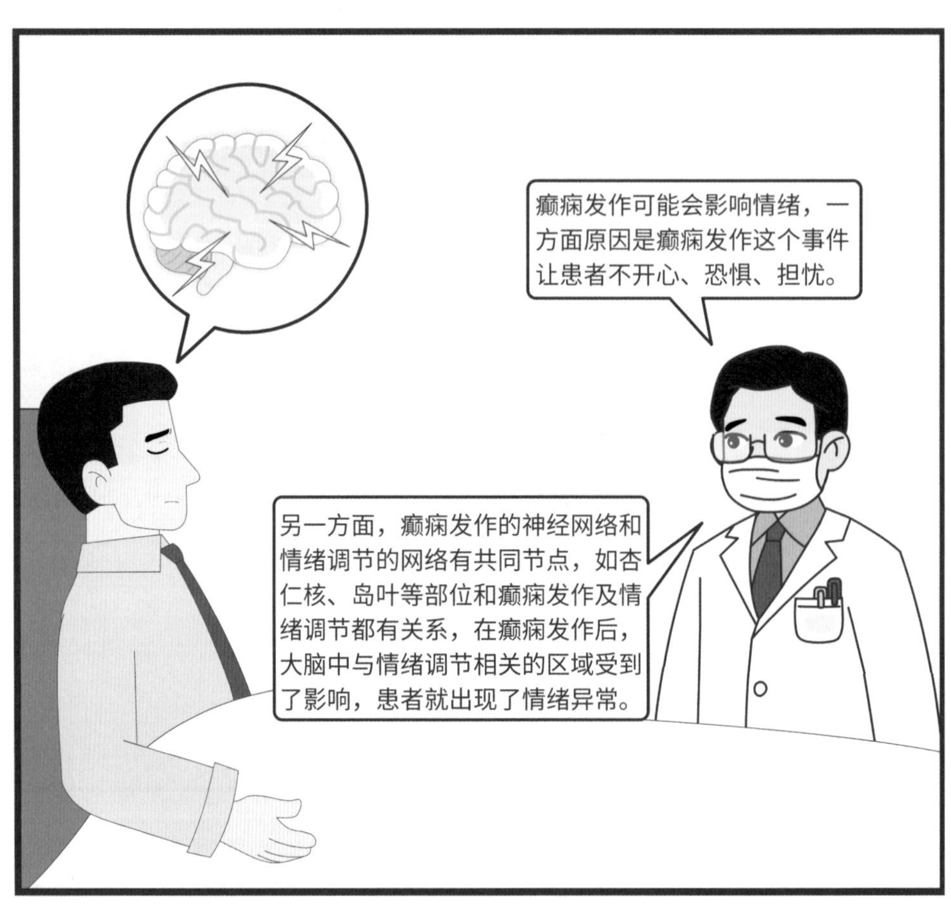

18. 癫痫相关的精神障碍有哪些表现？

癫痫不仅仅是一种神经系统疾病，也与精神健康有关。癫痫患者可能会出现与其疾病相关的各种精神障碍。癫痫相关的精神障碍包括癫痫发作前、发作中、发作后和发作期间的精神障碍。具体表现为以烦躁不安、恐惧、担忧为主的焦虑症状，以情绪低落、心境压抑为主的抑郁症状。另外，少部分患者会出现幻听、幻视、妄想等行为异常，甚至出现攻击行为。

癫痫相关精神障碍

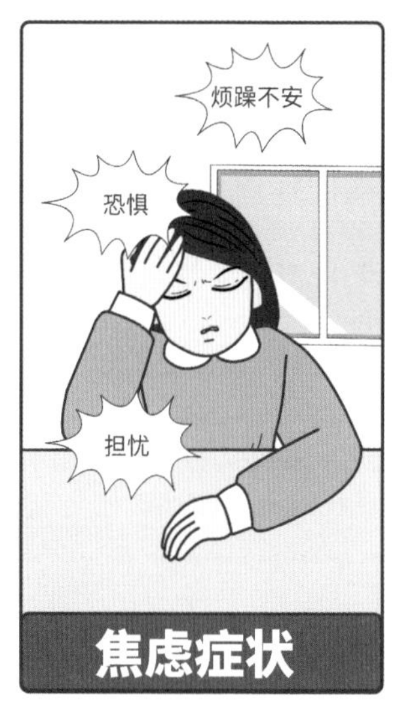

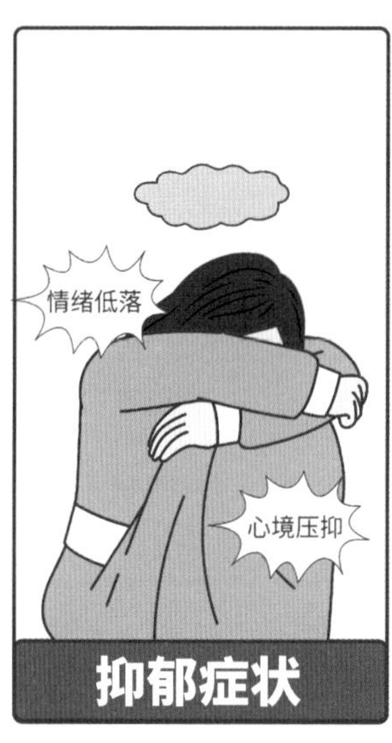

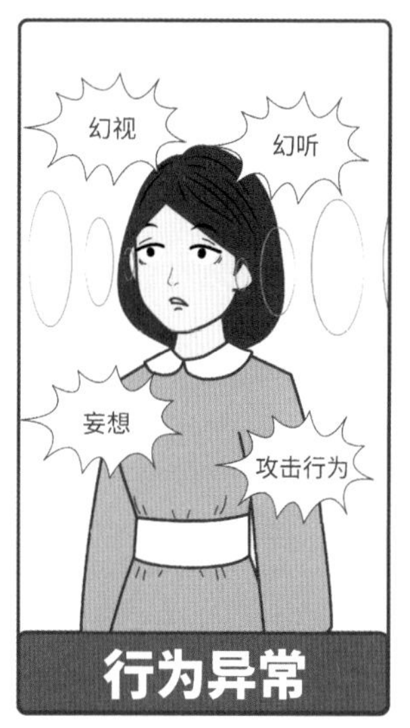

19. 癫痫相关的精神障碍与精神病有区别吗？

癫痫相关的精神障碍与精神病在表现上有相似之处，但两者确实存在区别。癫痫相关的精神障碍通常与癫痫发作有关，其症状往往是发作性的，持续时间相对较短。如癫痫患者可能在发作前或发作后出现短暂的幻觉、妄想或其他精神症状。这些症状的出现通常与脑电图上的癫痫样放电有关。因此，治疗癫痫相关的精神障碍的首要任务是控制癫痫发作，有时也需要使用抗精神病药物。

与此不同，精神病的症状通常持续时间更长，可能持续数周、数月甚至更长时间。这些症状不是由癫痫发作引起的，脑电图上通常不会出现癫痫样异常放电。

治疗精神病通常需要使用抗精神病药物，而抗癫痫药物通常是无效的。

需要注意的是，有些患者可能同时患有癫痫和精神疾病，对于两种不同的疾病需要使用不同的治疗方法。建议咨询神经内科和精神科医生，以确保得到正确的诊断和治疗。

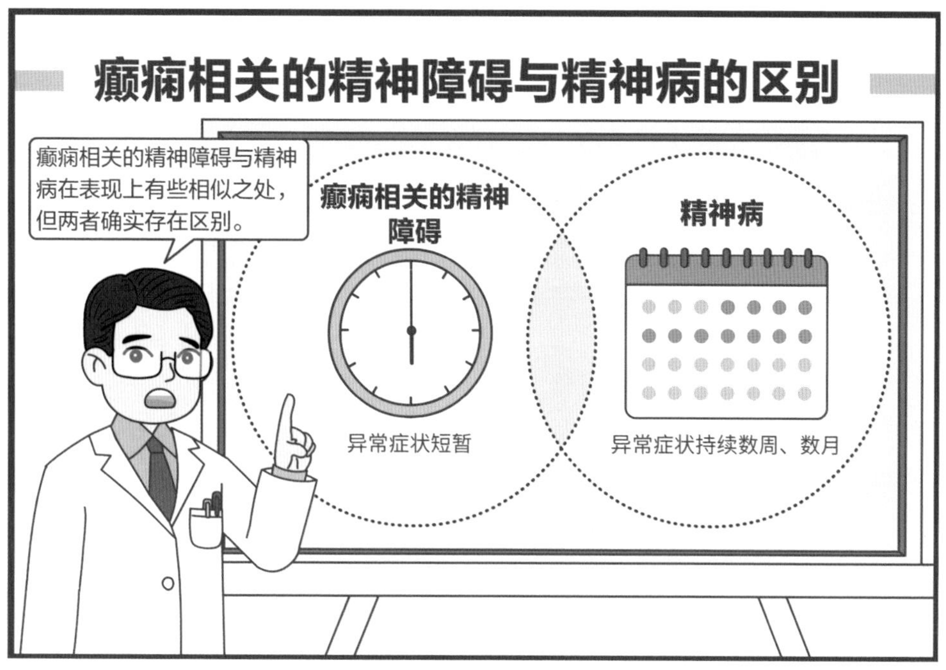
癫痫相关的精神障碍与精神病的区别
癫痫相关的精神障碍与精神病在表现上有些相似之处，但两者确实存在区别。
癫痫相关的精神障碍
异常症状短暂
精神病
异常症状持续数周、数月

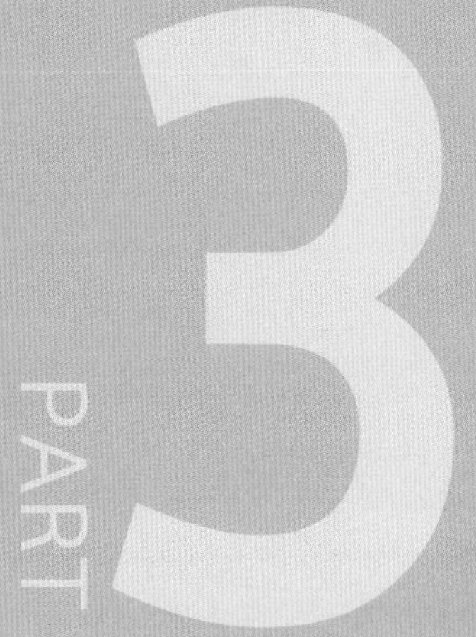

第三篇

就诊篇

1. 就诊时应诉说哪些内容？

描述癫痫发作时，首先描述发作前的感觉，如在发作前是否有特定的感觉或预警信号；接着是发作时的情况：患者是否失去意识？眼睛或头部是否有特定的转向？四肢是怎样动的？发作持续的时间？这些细节都很关键。如能提供发作时的视频，那将是非常有价值的信息，它可以为医生提供直观的证据。此外，还应该告诉医生既往的就医经历，包括已经做过的检查项目和结果，目前正在使用的药物，以及药物的效果。总之，与医生沟通时，尽量提供完整、详细的信息，这样医生才能提供最佳的治疗建议。

癫痫的诊断主要依靠临床表现。因此，就诊时，详细、准确地描述发作病史和症状是非常重要的，这有助于医生更好地诊断和治疗。
《病情日记》

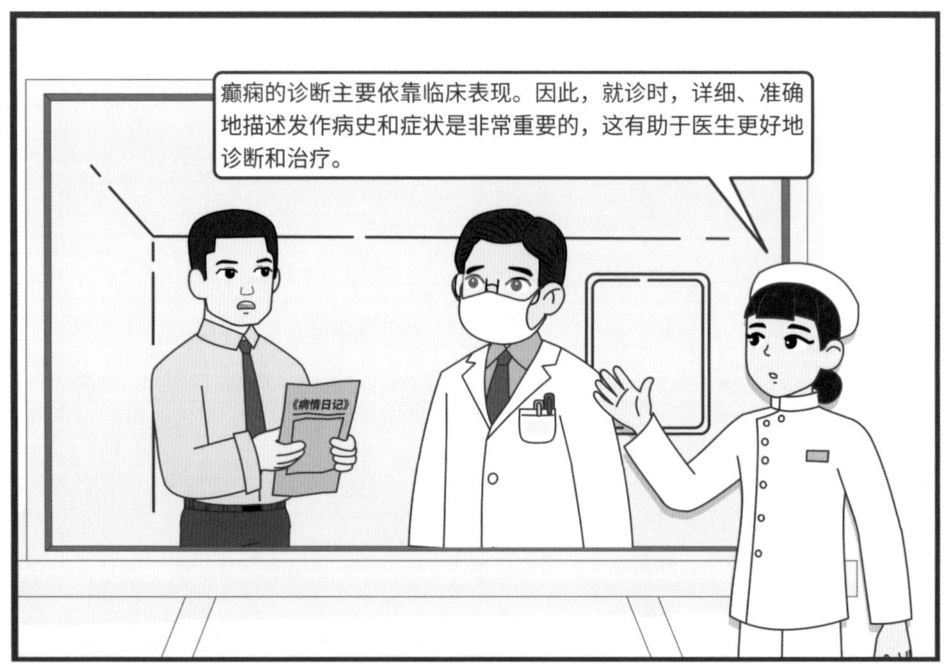

2. 怀疑癫痫时，应该做哪些检查?

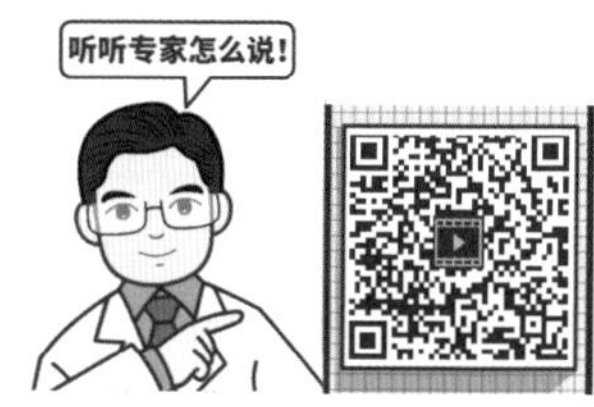

当怀疑患有癫痫时，确诊是非常重要的，因为正确的诊断将指导后续的治疗方案。

脑电图是首选的检查方法，可以直接显示大脑的电活动，帮助医生判断是否存在异常的神经放电，异常的神经放电是癫痫的典型特征。除了脑电图检查，血液检查也是必要的，这可以帮助医生查找可能导致癫痫发作的其他原因，如电解质失衡、肝脏或肾脏功能异常、甲状腺功能障碍等。头颅影像学检查也是非常重要的，头颅 CT 可以迅速为医生提供大脑的结构信息，尤其是在紧急情况下。但如需要更详细、更清晰的大脑结构图像，磁共振成像(magnetic resonance imaging，MRI)是更好的选择，MRI 可以清晰地显示大脑的各个部位。

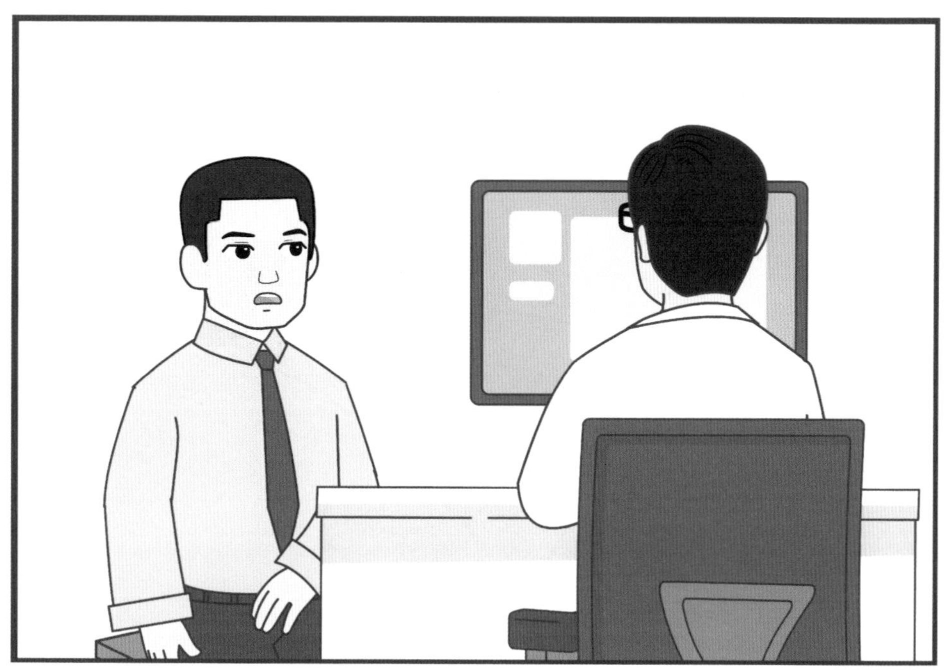

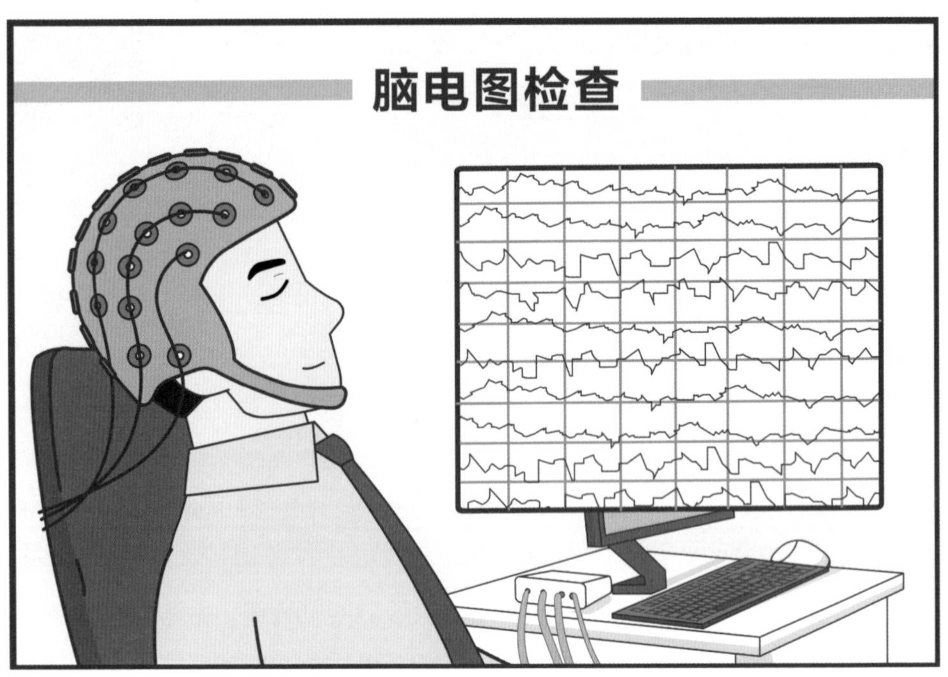
脑电图检查

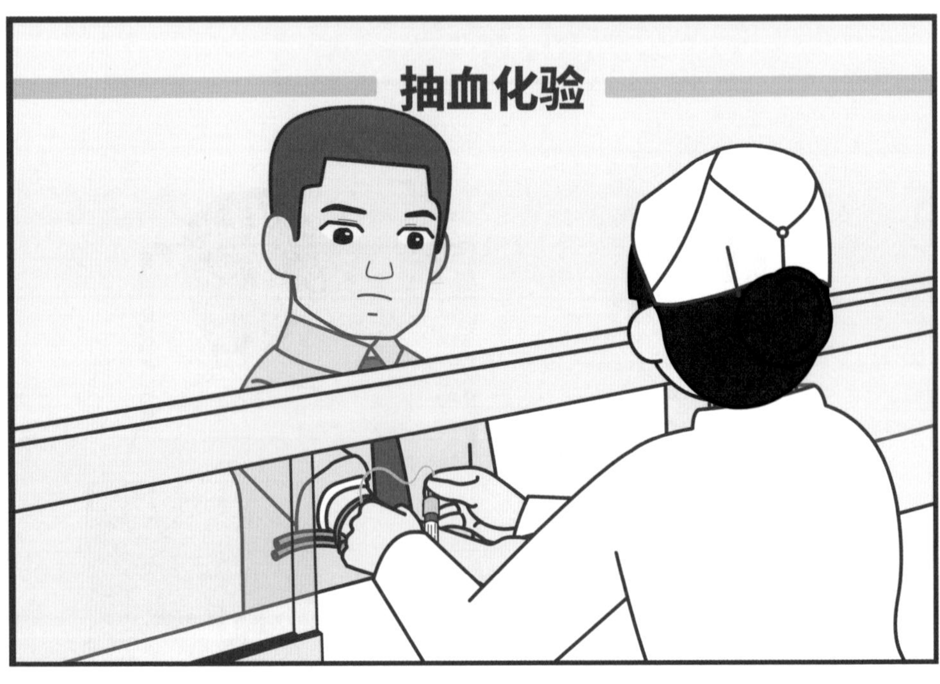
抽血化验

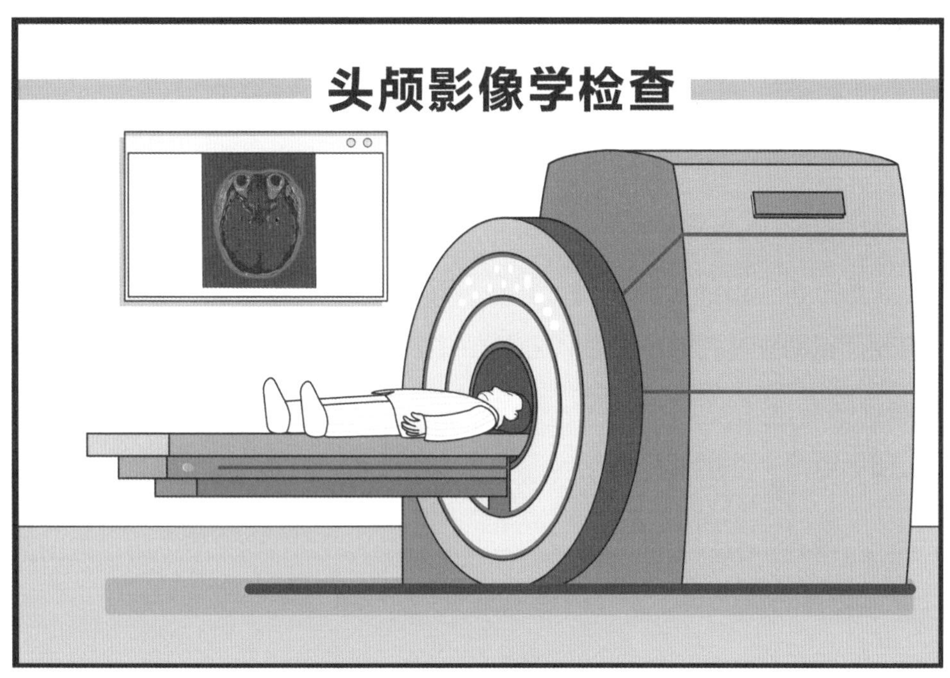

总之，当怀疑癫痫时，应结合临床症状、脑电图、血液检查和头颅影像学检查来进行全面评估，以确保准确诊断和有效治疗。

3. 癫痫为什么要做脑电图检查?

脑电图是癫痫诊断的辅助检查方法，因为它可以直接捕捉大脑中的电活动。癫痫的本质是大脑中的神经元异常放电，而脑电图能够记录这些异常放电，从而帮助医生判断是否为真正的癫痫发作。

首先，脑电图可以帮助医生区分癫痫发作和其他非癫痫性发作，如晕厥等。这对于确诊癫痫至关重要。其次，通过脑电图，医生可以了解癫痫发作的类型，这对于选择合适的治疗方法非常重要。此外，脑电图还可以帮助医生判断癫痫的起源部位，这对于需要手术治疗的患者尤为重要。手术治疗需要准确地定位癫痫病灶，以确保手术的成功。在治疗过程中，定期脑电图检查可以评估治疗效果，观察是否还有异常放电，帮助医生判断是否可以减少药物剂量或停药。

总的来说，脑电图为医生提供了关于癫痫的直接、客观的信息，是癫痫诊断和治疗中不可或缺的辅助检查。

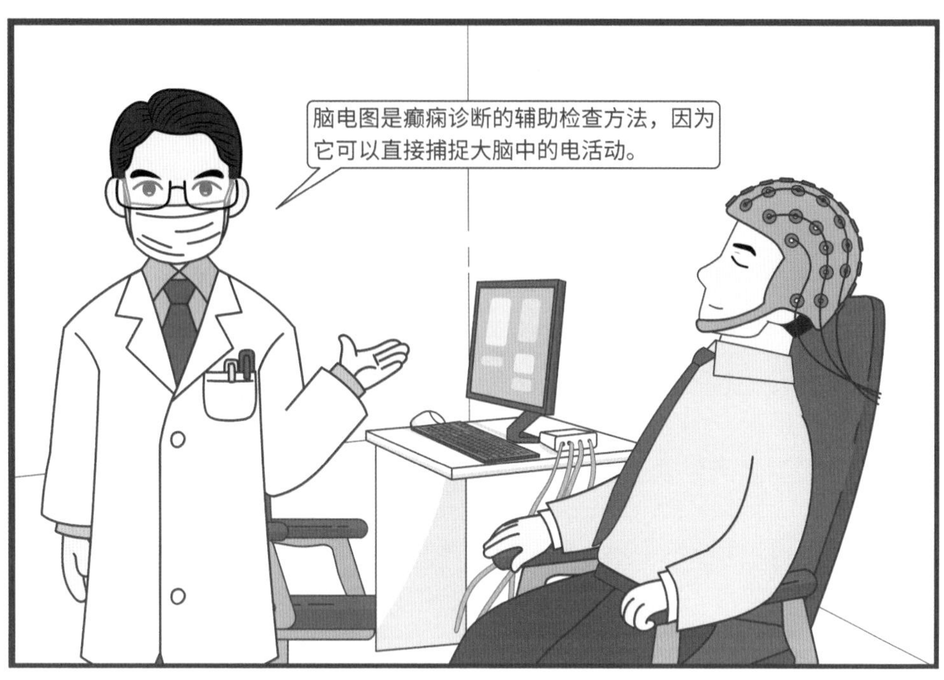
脑电图是癫痫诊断的辅助检查方法，因为
它可以直接捕捉大脑中的电活动。

4. 脑电图检查时，应注意哪些事项？

为了保证脑电图记录的质量，患者在检查前应做相应的准备，做检查时也有一些注意事项：

（1）在检查的前一天，需使用洗发水彻底清洁头发，但不要使用护发素，保证头发干爽、头皮清洁；女性患者的头发不宜过长。

（2）头皮表面有破溃或局部炎症时，不应进行脑电图检查，以免引起或加重局部感染，应重约检查时间。

（3）检查当天无须空腹，正常进食，避免低血糖。

（4）检查当天应继续按时服药，无须减药或停药。

（5）检查当天穿衣要适当。

（6）检查时患者需有一名陪护人员同行，最好是家属，以便在检查过程中指认患者的惯常发作形式并记录。脑电记录时患者和陪护人员尽量保持安静、少活动。

（7）当开始检查时，先做诱发实验（睁闭眼、过度换气、闪光刺激），患者应配合医务人员的口令，保持清醒状态完成检查，随后可进入自然睡眠状态。

（8）检查结束后头皮会有电极膏残留，需自备湿纸巾擦拭。

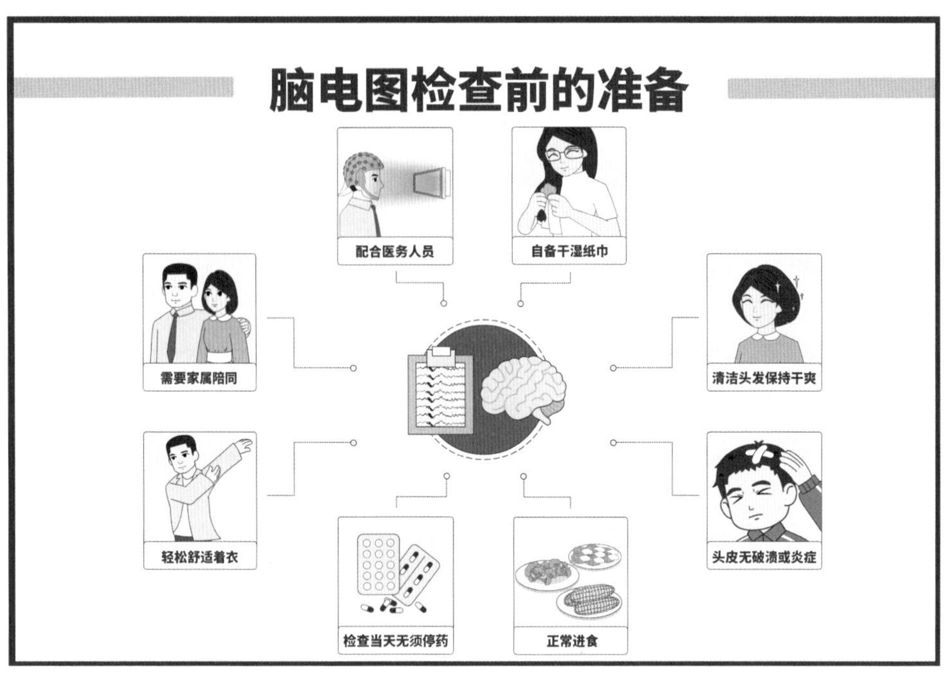
脑电图检查前的准备
配合医务人员
自备干湿纸巾
需要家属陪同
清洁头发保持干爽
轻松舒适着衣
头皮无破溃或炎症
检查当天无须停药
正常进食

5. 频繁接受脑电图检查会对身体造成影响吗？

脑电图检查仅仅是记录人体内部电活动的变化，并不会向人体内输入任何电流。因此，脑电图检查本身是一种无创且安全的检查方式，不会对身体造成任何伤害。

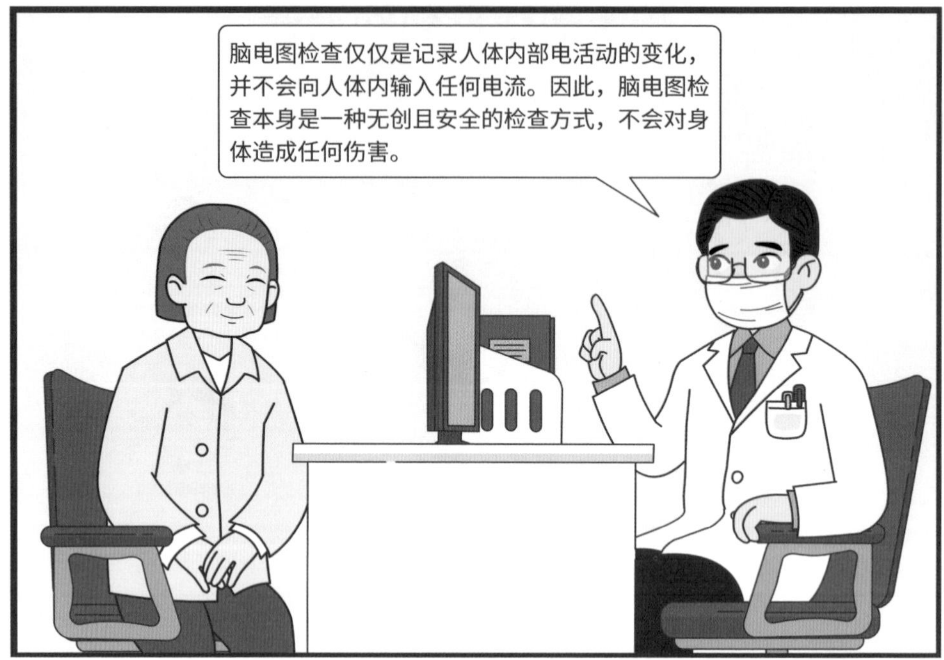

需要注意的是，在做脑电图检查过程中，常规使用头皮电极，不过，有的检查室会使用针刺蝶骨电极（毫针电极刺入皮肤接近颅底）记录大脑底面的电活动，医生和操作者会严格遵守无菌操作，以避免局部损伤和感染。

6. 癫痫未发作时做脑电图有用吗？

医生，我现在没有癫痫发作，还要做脑电图吗？不发作还要定期做脑电图吗？
其实，怀疑为癫痫或正在接受治疗的癫痫患者，经常复查脑电图是很有必要的。

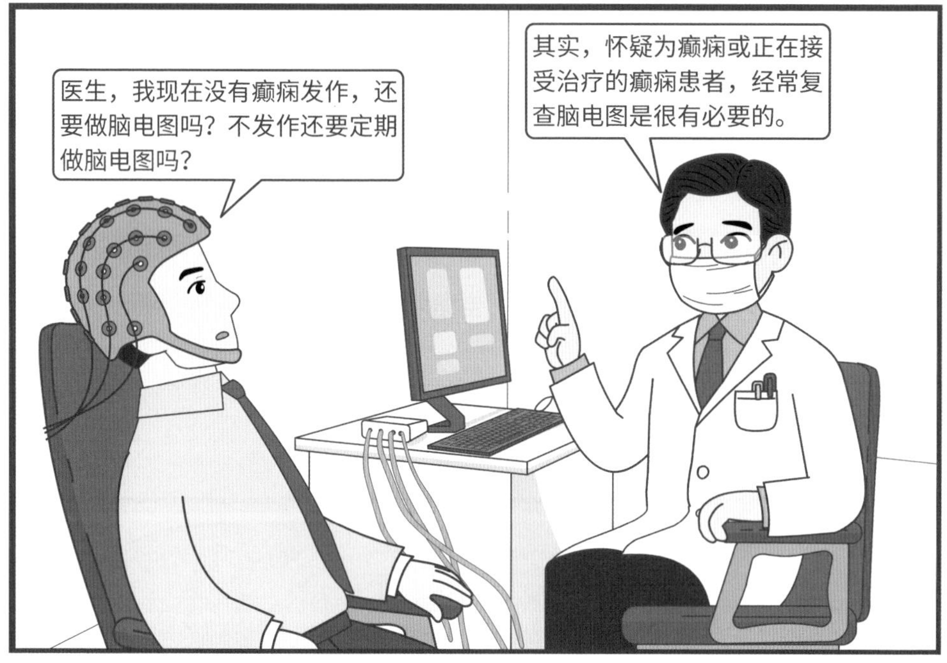

首次癫痫发作来就诊的患者和已诊断为癫痫，长期口服药物的患者，常常有这样的疑问："医生要求我做脑电图，甚至需要定期做脑电图，那么做检查时癫痫未发作，做脑电图还有用吗？"其实，怀疑为癫痫或正在接受治疗的癫痫患者经常复查脑电图是很有必要的。对于疑诊的患者，反复多次行脑电图检查可以提高异常放电的检出率。对于治疗期间的患者，定期复查脑电图可以了解脑功能的状态、癫痫放电的位置、药物疗效、指导减药或停药等。

7. 磁共振检查可以帮助定位癫痫病灶吗？磁共振检查一般包括哪些方法？

常规的磁共振检查对于癫痫患者发现脑内结构性病灶具有重要意义。但需要注意的是，磁共振发现的病变区并不一定是癫痫的起源灶，需要结合多种因素进行临床判断。癫痫患者最常使用的磁共振检查包括磁共振成像（MRI）、功能磁共振成像（fMRI）、磁共振波谱成像（MRS）以及正电子发射体层成像及磁共振融合（PET/MR）等。这些检查方法可以提供关于脑部结构和功能的多方面信息，有助于更准确地定位癫痫病灶，为治疗提供重要参考。

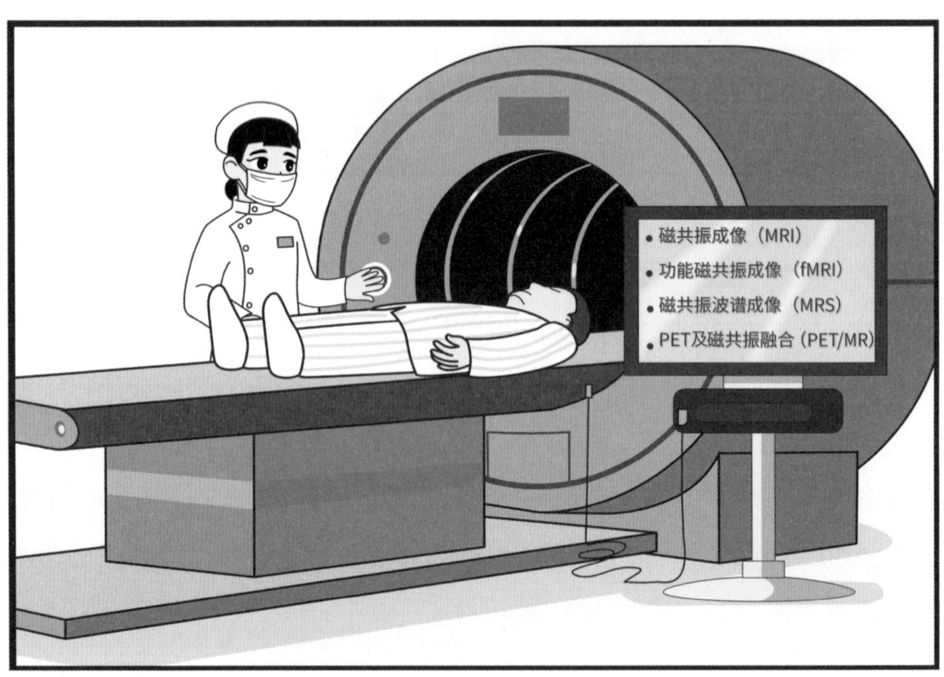

8. 癫痫找病因，应该做哪些检查？

对于首次癫痫发作或短时间内频繁发作的患者，除了确诊癫痫外，更重要的是对病因进行深入探究，以便制订更精准的治疗方案，可对预后产生积极影响。初步的检查包括脑电图、头颅磁共振成像和抽血进行实验室检查，以便发现颅内异常放电、脑内的病变等。对于发作次数少、发作间隔时间长、不伴有其他神经系统症状的患者，初步检查之后诊断为癫痫，可给予口服药物治疗，同时观察病情变化和药物疗效。如发现存在颅内病变（肿瘤、感染或血管畸形等），则需行进一步检查。对于短期内频发癫痫或伴有性格改变、精神症状的患者，除了初步检查外，还应尽快腰椎穿刺进行脑脊液检查，以明确是否存在颅内感染或自身免疫性脑炎。

新生儿、婴幼儿发病，特别是伴有发育落后的患者，应行血液、尿液有机酸筛查和基因检测。

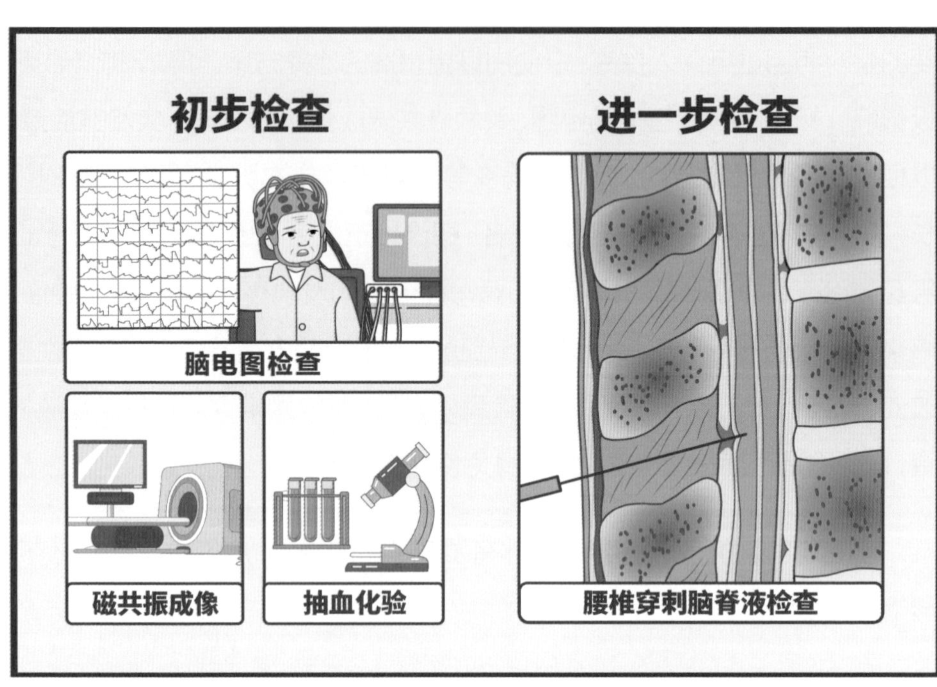
初步检查
进一步检查
脑电图检查
磁共振成像
抽血化验
腰椎穿刺脑脊液检查

9. 治疗期间，多久到医院复查，就诊时应注意什么？

治疗的开始阶段
1～2个月
复查一次
治疗的维持阶段
6个月或12个月
复查一次
在整个治疗过程中，如病情有变化，应随时就诊。

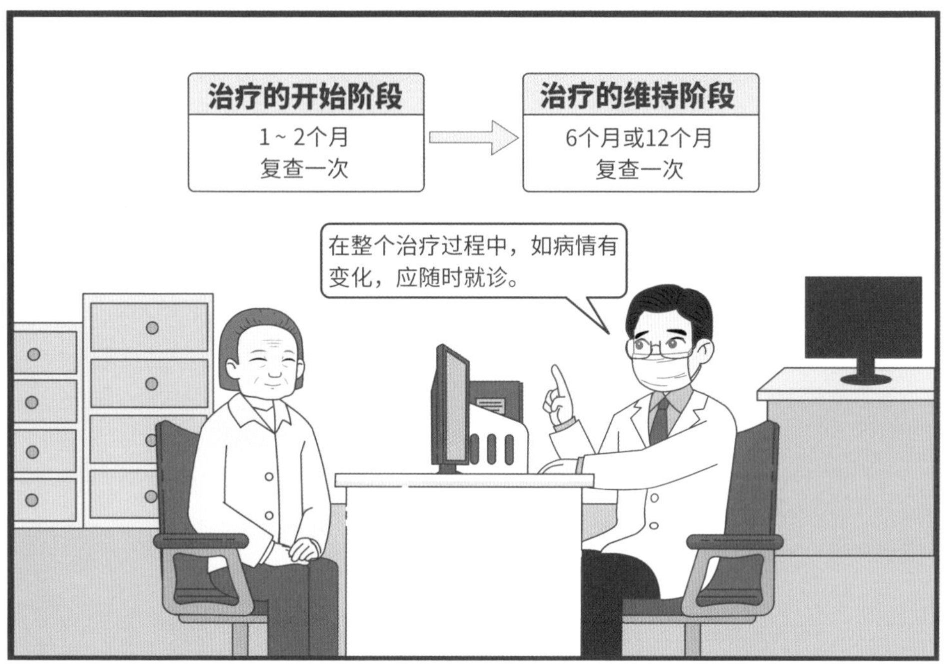

药物治疗开始时，癫痫患者应定期复诊。医生会询问患者服药期间发作的变化情况、有无药物不良反应，并及时作出相应处理，调整药物至最佳剂量或判断是否需要更换药物。

治疗的开始阶段（6 个月以内），建议 1~2 个月复查一次。按照医嘱在就诊前完成抽血化验（血常规、生化全项和血药浓度等），复诊时可以直接出示给医生。另外，复诊时要向医生描述这段时间的发作情况：发作的频次和时间、发作的形式有无变化、身体有无不适反应、目前所服的药物和剂量。

医生判断药物的疗效，决定是否加量。如发现不良反应明显且难以耐受，医生会指导患者安全更换药物并处理不良反应。

在治疗的维持阶段（服药 1 年以上且剂量稳定），患者发作得到明显控制或无发作，建议根据个人情况 6 个月或 12 个月复查一次，除需进行抽血化验外，还应复查脑电图。

在整个治疗过程中，如病情有变化，应随时就诊。

PART 4

第四篇

治疗篇

1. 确诊为癫痫，应如何治疗？

治疗癫痫的首要目标是控制或减少发作，同时尽量减少治疗带来的副作用，提高患者的生活质量。

目前，药物治疗是癫痫的主要治疗手段。通过合理选择和调整药物，大部分癫痫患者的病情都能得到有效控制。但是，药物治疗并不是一劳永逸的，需要根据患者的病情和身体反应进行调整。同时，患者在服药过程中应定期复诊，以监测药物效果和可能发生的副作用。

对于药物治疗无效的患者，手术可能是一个选择。但手术并不适合所有癫痫患者，需要经过严格的术前评估。

总的来说，癫痫的治疗是个体化的，需要根据患者的具体情况选择合适的治疗方法。同时，患者和家属应避免盲目追求所谓的“根治”方法，避免受到不正规广告和偏方的误导，确保接受科学、规范的治疗。

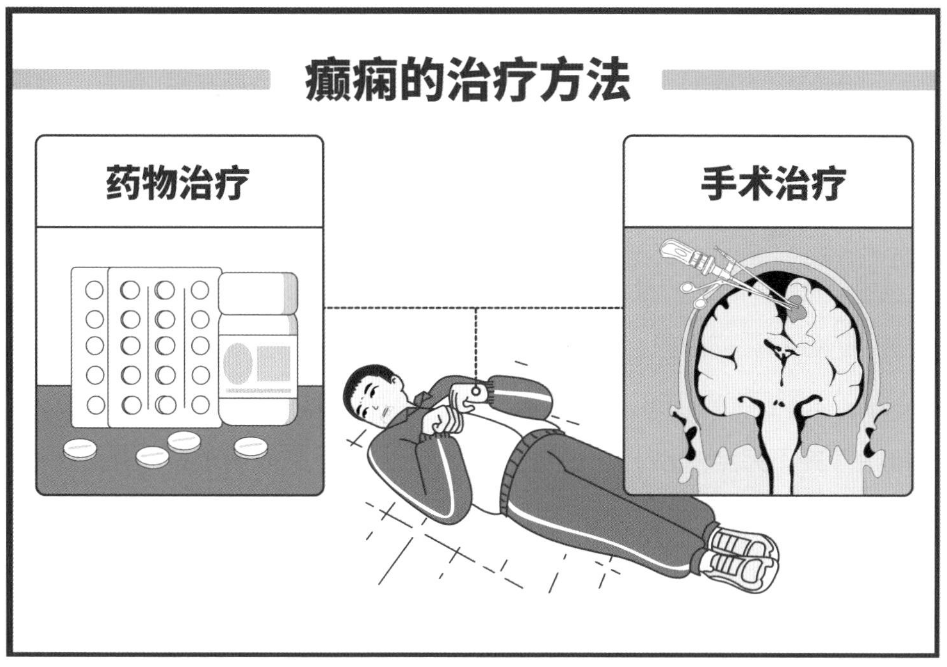
癫痫的治疗方法
药物治疗
手术治疗

2. 癫痫是否一定要查出病因才能治疗?

了解癫痫的病因有助于为患者选择更具针对性的治疗方案，但并不是所有癫痫患者都能查出明确的病因。有些患者可能经过多次检查仍然不能确定病因，而过度追求明确病因可能会导致治疗的延误。

重要的是，即使不能确定具体的病因，只要癫痫的诊断明确，就可以开始使用抗癫痫药物治疗。治疗的选择会基于患者的癫痫类型、发作频率、年龄、性别以及其他相关的健康状况而定。因此，虽然了解病因有其价值，但癫痫治疗并不完全依赖于明确病因。对于已经确诊的癫痫患者，应尽快开始治疗，以减少发作的风险、提高生活质量。

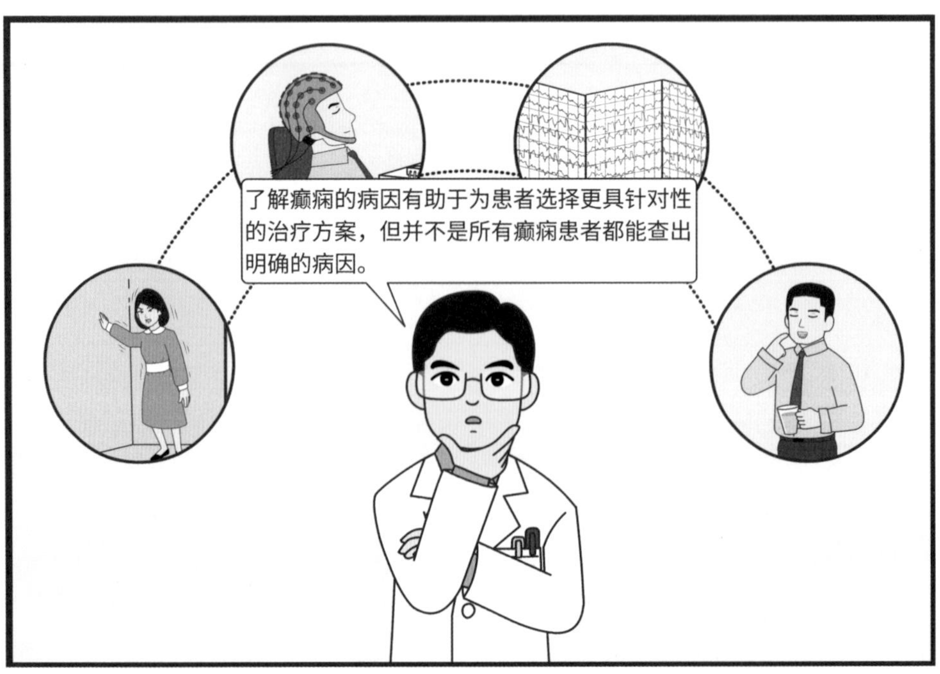

3. 每种抗癫痫药物对各种癫痫发作类型都有效吗？

癫痫发作有多种类型，而抗癫痫药物也有多种，但不是每种药物对所有发作类型都同样有效。

癫痫发作主要可以分为局灶性发作和全面性发作。局灶性发作仅涉及大脑的某一部分，而全面性发作则涉及整个大脑。这两大类下还分为更具体的亚型，如局灶性发作可以进一步细分为知觉保留或知觉障碍的发作，而全面性发作则包括失神发作、强直 - 阵挛发作等。

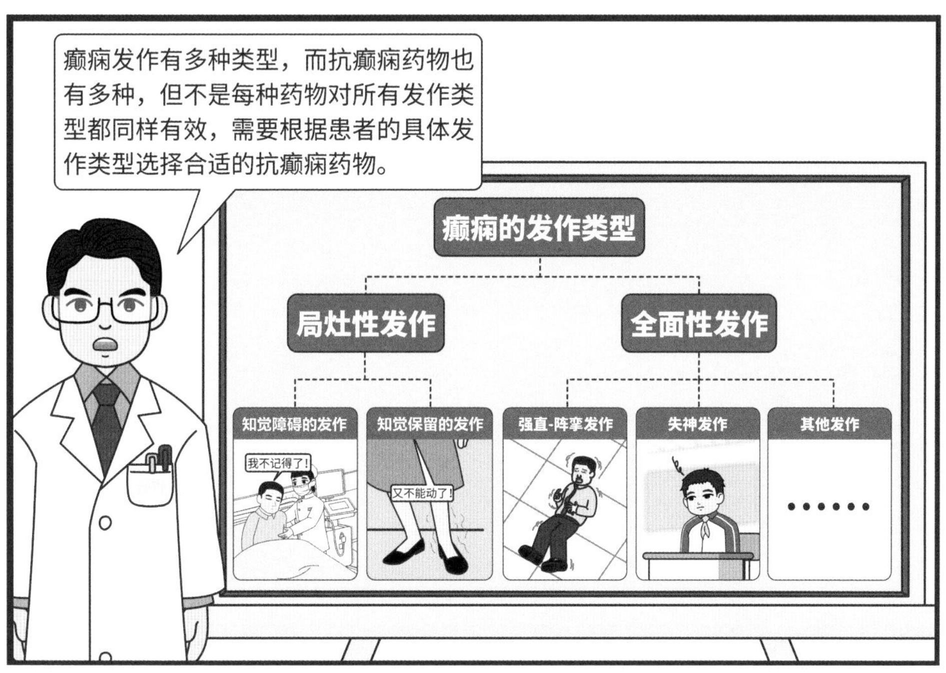

有些抗癫痫药物是广谱的，意味着它们可以治疗多种类型的发作，如丙戊酸钠和左乙拉西坦。而有些药物则是窄谱的，它们可能只对某一类型的发作有效，在某些情况下甚至可能加重发作，如卡马西平和苯妥英钠。因此，需要根据患者的具体发作类型选择合适的抗癫痫药物，确保药物与发作类型相匹配，从而达到最佳疗效。

4. 抗癫痫药物有哪些副作用？

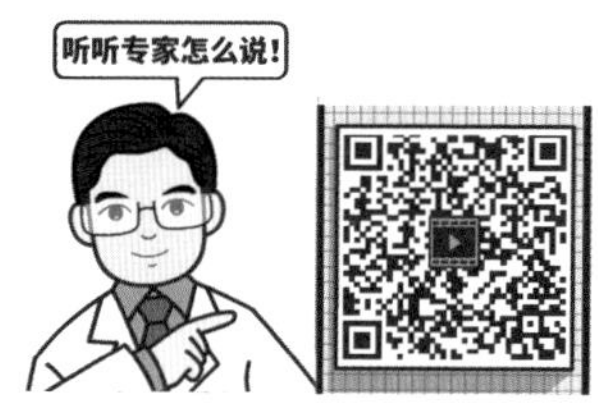

很多人对抗癫痫药物存在误解，非常担心其副作用，甚至认为药物可能会导致智力下降。实际上，这种担忧是没有根据的。抗癫痫药物主要是用于控制癫痫发作，缓解病情，并不会对智力产生直接影响。当然，所有药物都有一定的副作用，但这并不意味着每位患者都会受到严重影响，在医生的指导下合理、正确使用药物，可以最大限度地减少不良反应的发生，保障患者的安全和健康。

每种抗癫痫药物都具有特定的副作用，这些副作用的发生与药物的剂量、种类及个体间的差异有关。因此，在选择和使用药物时，与医生进行充分的沟通至关重要。为了最大程度地减少副作用的发生，医生通常会采取低剂量起始的用药策略，并根据患者的具体反应逐步调整剂量。通过这种方法，可以确保患者在获得有效治疗的同时，尽可能降低药物不良反应的风险。总之，虽然抗癫痫药物可能有一些副作用，但在医生的指导和监测下，这些副作用可以得到有效的管理和控制。

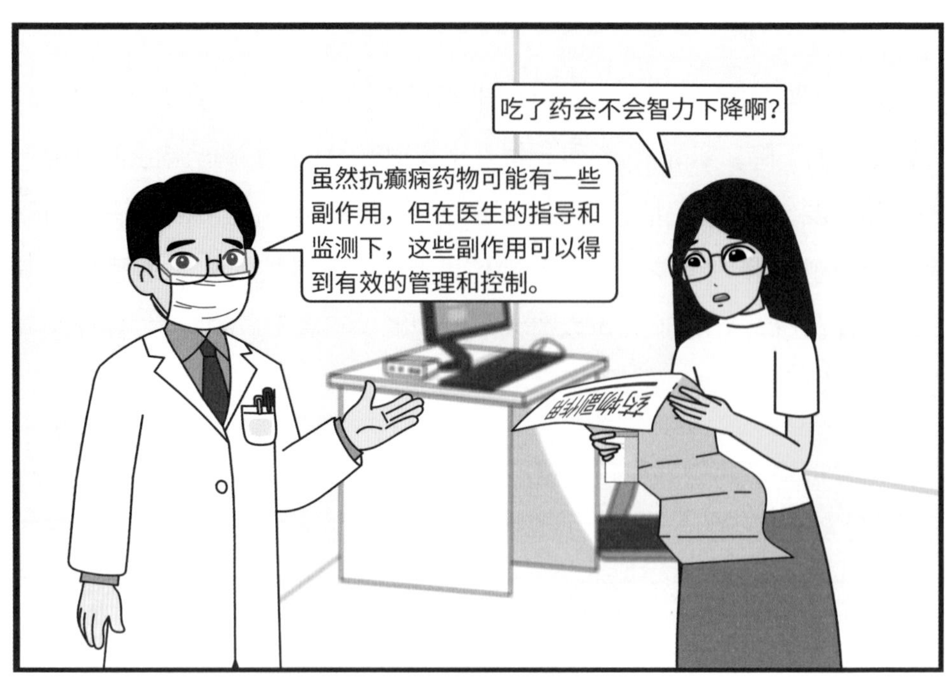
吃了药会不会智力下降啊？
虽然抗癫痫药物可能有一些副作用，但在医生的指导和监测下，这些副作用可以得到有效的管理和控制。
药物副作用

5. 服用抗癫痫药物出现副作用如何处理？

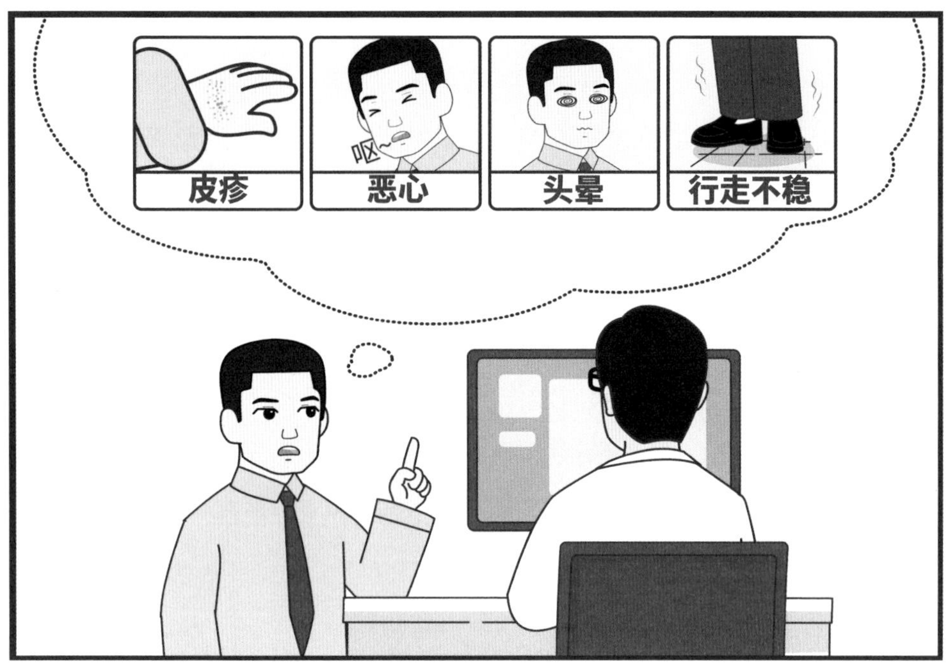

在服用抗癫痫药物期间，可能会出现一些副作用。对于急性且明显的副作用，如皮疹、恶心、头晕或行走不稳等，患者应尽快与医生联系或前往急诊就诊。然而，有些副作用如疲倦或困倦，可能会随着身体的适应和时间的推移而逐渐减轻或消失，如患者在服药过程中出现任何不适，应及时告知医生，以便进行必要的调整。

在治疗过程中，医生可能会建议患者定期进行抽血化验，以监测药物对身体的影响，并据此调整治疗方案。总之，一旦出现任何不适，都应及时与医生沟通，确保治疗的安全性和有效性。

6. 服药可以治愈癫痫吗？

首先需要对“治愈”这个词有正确的认识。有些急性病如感冒、肺炎，通过短时间的用药，可以让患者迅速恢复健康，后期不再服药。但癫痫是一种慢性病，与高血压病、糖尿病等慢性疾病相似，需要长期治疗来控制病情。当我们谈论“治愈”时，对于癫痫这种慢性疾病，意味着维持长时间的无癫痫发作和正常的生活状态，而不是完全摆脱疾病。

研究结果表明，通过规范且合理的抗癫痫药物治疗，约 2/3 的新确诊癫痫患者能够有效地控制病情发作。其中，部分患者在接受一段时间的治疗后，可能会实现长时间的无发作状态，且脑电图也显示正常。在这种情况下，经医生评估，患者可能有机会逐渐减少药物剂量，甚至停药。但也有一些患者需长期甚至终身服药来维持稳定状态。

癫痫的治疗效果会受到多种因素的影响，如癫痫的类型、原因、严重程度以及患者的个体差异。

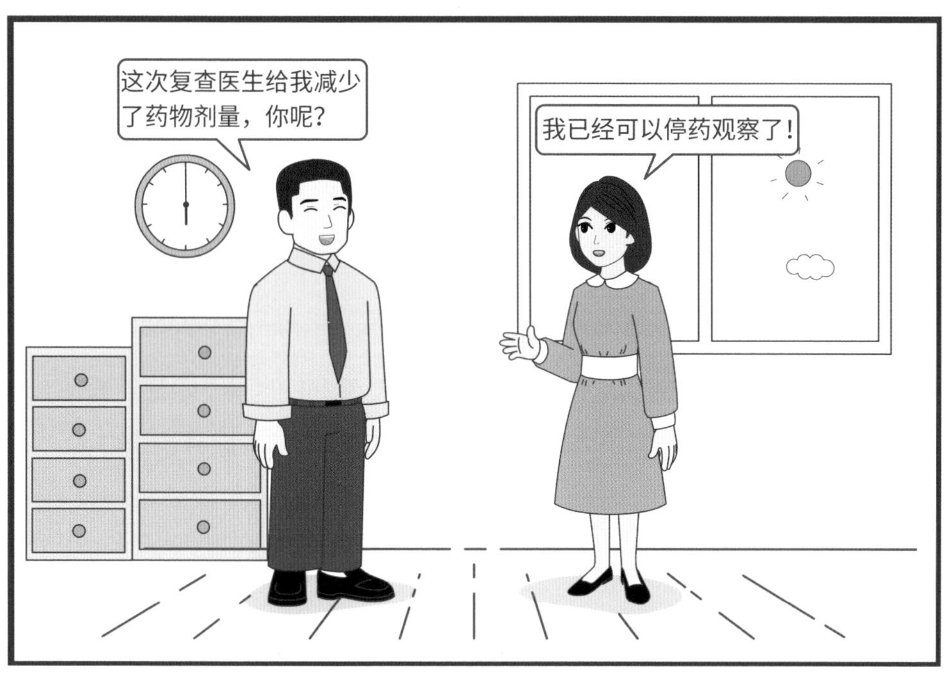
这次复查医生给我减少
了药物剂量，你呢？
我已经可以停药观察了！

7. 什么时候才能够停止服药？停药后还会再发生癫痫吗？

虽然很多患者在长时间无发作后希望停药，但这样做可能会导致癫痫复发。因此，是否减药、停药应在医生的建议和指导下进行，而不能自行进行减药、停药。通常，如患者连续 3 年以上没有发作，则存在减药、停药的可能性。但在这之前，医生会进行一系列的检查，如脑电图等，以评估复发的风险。

停药的过程需要缓慢进行，可能需要一年或更长时间。在停药期间，患者应继续保持健康的生活习惯，避免可能引发癫痫的因素，如缺乏睡眠、过度劳累或饮酒。如停药后癫痫再次发作，患者可能需要重新开始治疗。

总之，停药是一个复杂的过程，需要在医生的密切监督下进行，以确保患者的健康和安全。

停药期间我要注意什么吗?
避免缺乏睡眠
避免过度劳累
避免饮酒
另外，还要和我们保持联系哦!

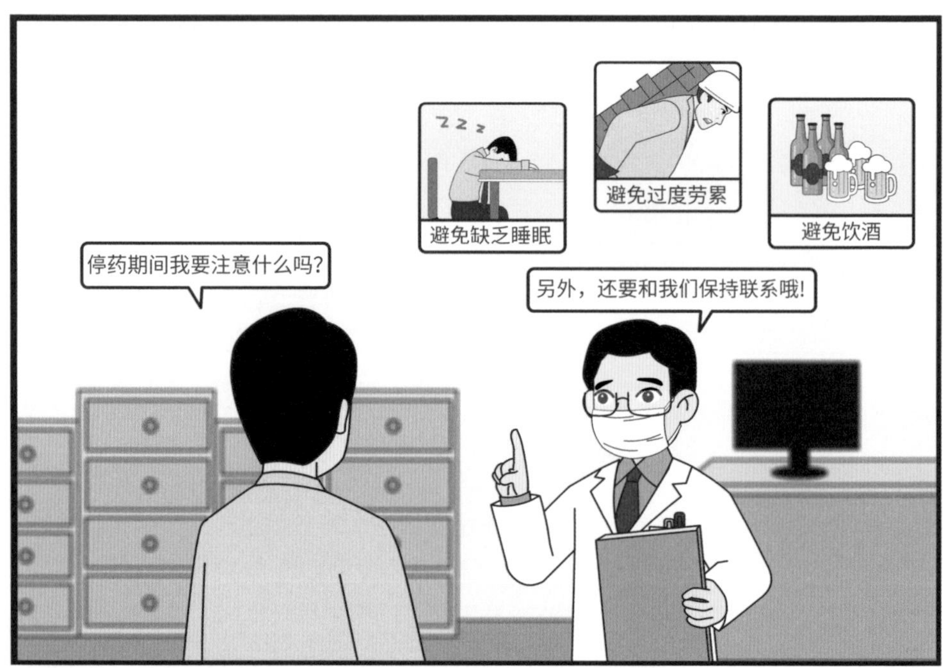

8. 只有“小发作”，需要吃药吗？

即使是“小发作”，也建议进行治疗。这种“小发作”实际上是由于脑部的异常电活动引起的，可能会对大脑功能产生影响。如不进行治疗，长时间下来，患者的认知能力可能会受到损害。更重要的是，这些异常的脑电活动有可能扩散到整个大脑，导致更严重的发作，如全面性强直－阵挛发作。因此，为了患者的健康和安全，即使是“小发作”，也需要及时治疗。

只是“小发作”也需要来医院吗？
即使是“小发作”，也需要及时治疗哦！

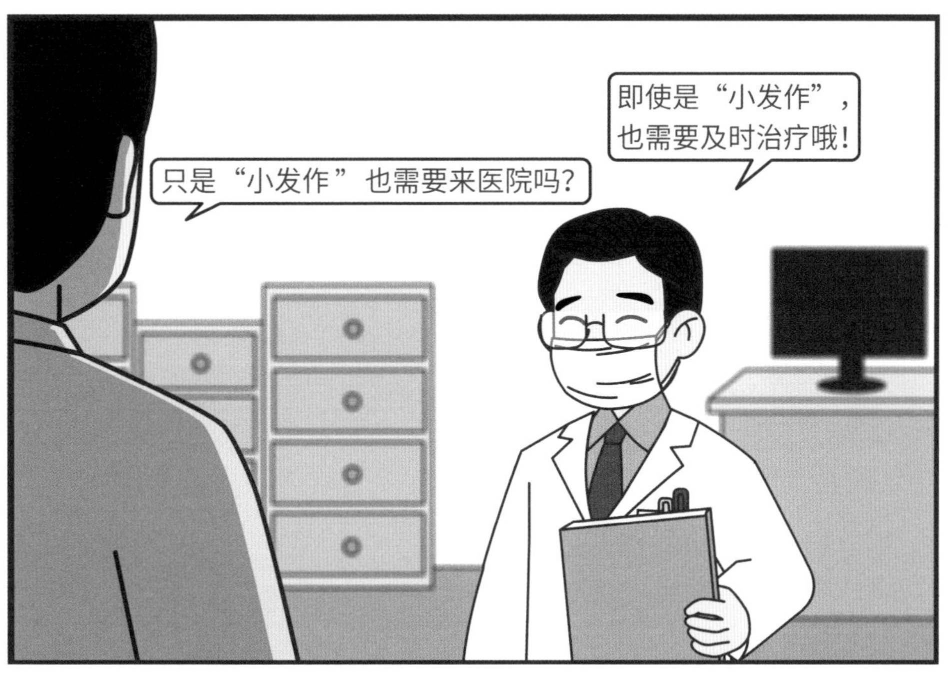

9. 民间“偏方”可以治疗癫痫吗？

我们经常听到有些民间“偏方”声称可以治疗癫痫，如自制的药丸、药粉末，或是埋线、埋磁铁等物理疗法。

但实际上，这些方法的效果和安全性都没有经过严格的科学验证。经过正规医院的药物浓度检测后发现一些自制药物包含了苯巴比妥、苯妥英钠等西药成分。这意味着，患者可能在不知情的情况下摄入了这些药物，而这些药物如不在医生的指导下使用，可能会给患者带来未知的风险。

另外，虽然一些物理疗法声称有一定的原理，但实际上，埋磁铁疗法中磁铁产生的磁场非常微弱，对大脑的实际影响几乎可以忽略不计。与医院正规的电、磁刺激治疗相比，这些偏方的效果是非常有限的。

因此，建议患者在选择治疗方法时，务必谨慎，最好在医生的建议和指导下进行，确保治疗的有效性和安全性。

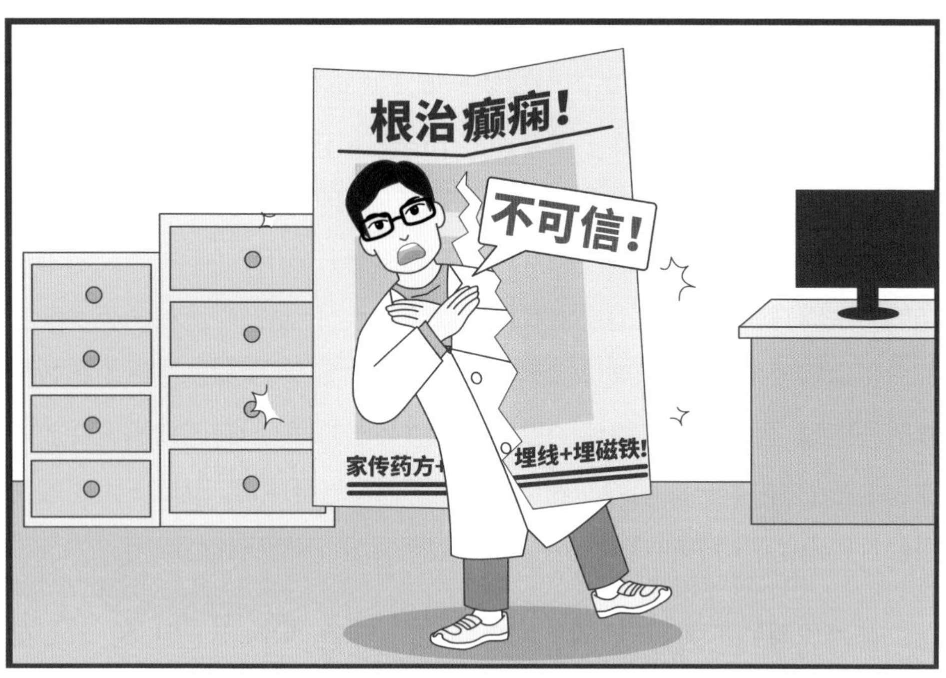
根治癫痫！
不可信！
家传药方+
埋线+埋磁铁！

10. 治疗癫痫的药物可以掰开或研碎后服用吗?

以常用的广谱抗癫痫药丙戊酸钠为例。普通剂型的丙戊酸钠片每8小时服用一次，这种用法给许多患者规范用药带来困难，易出现漏服现象。因此，医生会向患者推荐使用丙戊酸钠缓释片，这种剂型的服用方法是每12小时服用一次，整片吞服或按照片剂上的划痕掰开服用，如不按照说明书规定的方法掰开药片服用，而是将其粉碎服用，就会使制剂中所有的丙戊酸钠成分迅速释放入血，进而破坏其缓释效果。一方面，丙戊酸钠在体内药效持续时间缩短，可能会影响癫痫的控制效果。另一方面，所有药物迅速释放入血，会造成体内某一时间的血药浓度迅速升高，甚至中毒。因此，丙戊酸钠缓释片应遵循说明书的要求服用或掰开服用，绝对不能研碎后服用。

与丙戊酸钠不同，其他的抗癫痫药物，如卡马西平、苯巴比妥、苯妥英钠、托吡酯、氯硝西泮、奥卡西平、拉莫三嗪为普通片剂，可以掰开服用或研碎后服用。因此，服用抗癫痫药之前，要仔细阅读药品说明书。患者应严格遵循说明书，以确保药物的有效性和安全性。

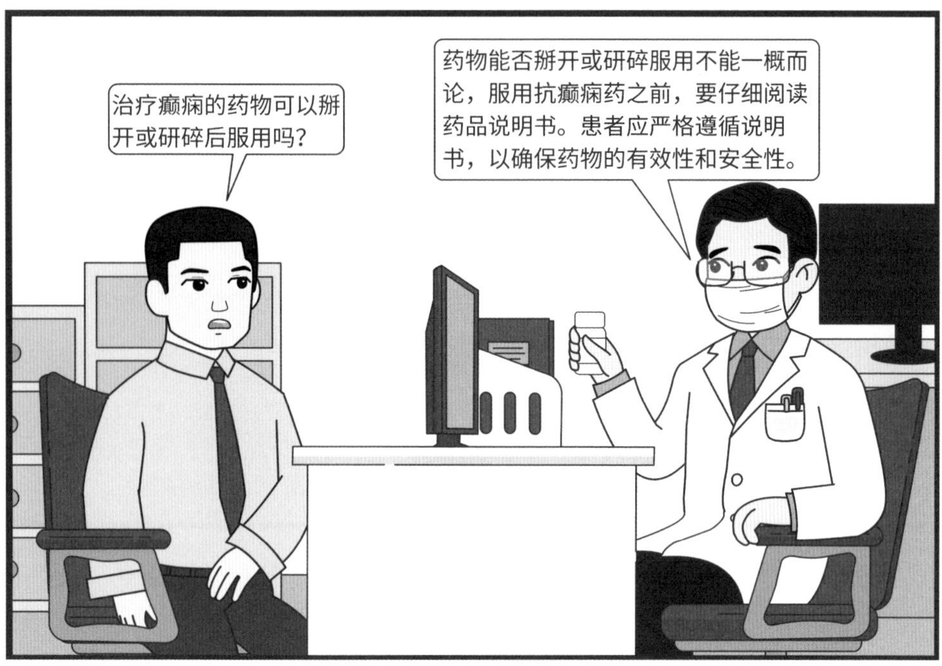
治疗癫痫的药物可以掰开或研碎后服用吗？
药物能否掰开或研碎服用不能一概而论，服用抗癫痫药之前，要仔细阅读药品说明书。患者应严格遵循说明书，以确保药物的有效性和安全性。

11. 服药过程中能不能换药？

在癫痫治疗过程中，须在医生的指导和建议下进行换药。有些患者在服用药物后可能会出现过敏反应，如皮疹，也可能出现其他不能耐受的副作用，如头晕等，这时换药是必要的。

另外，如患者在足够的药物剂量下仍然没有得到理想的治疗效果，也需要考虑更换药物。但值得注意的是，换药过程中可能存在癫痫发作加重的风险，因此必须在医生的严格监督下进行。对于药物治疗效果良好的患者，除非有特殊原因，否则不建议随意更换药物。

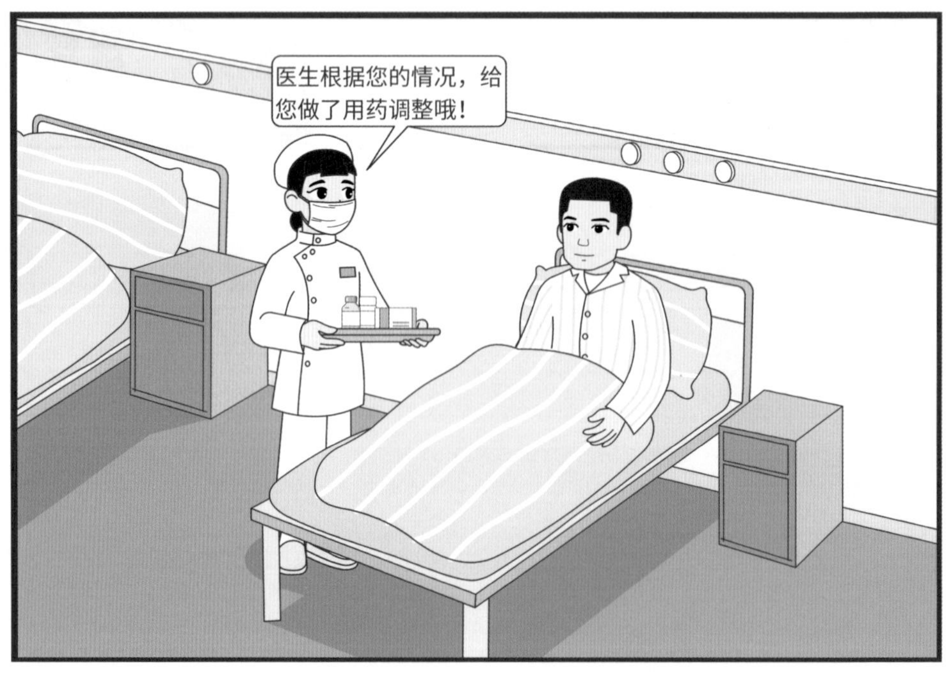

12. 如仍然有癫痫发作，患者可以怀孕吗？

理想的情况是在开始备孕之前，癫痫已经处于无发作状态。但对于那些不希望等待的患者，主要目标是控制住全身性的抽搐发作，如知觉保留的局灶性发作是可以怀孕的。

在怀孕期间，建议在医生的指导下选择适合孕期的抗癫痫药物，如拉莫三嗪、左乙拉西坦或奥卡西平，并提前开始服用叶酸。同时，定期进行产前检查和定期到癫痫专科门诊就诊，以确保母婴健康。

有备孕计划或已经怀孕的患者，一定要与医生沟通哦！

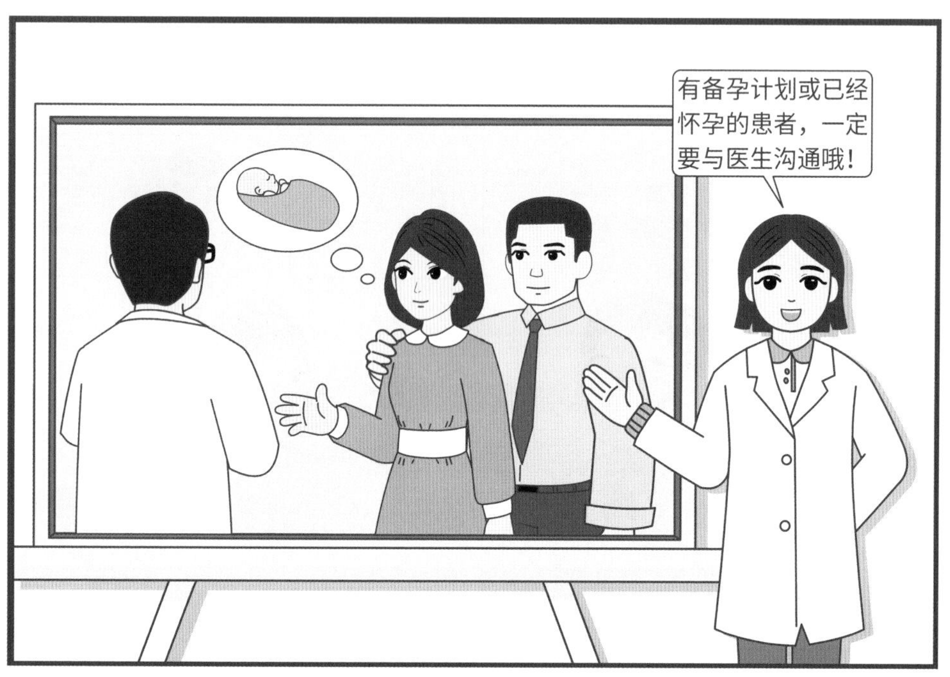

13. 孕期服用抗癫痫药物及癫痫发作对胎儿的发育有影响吗？

孕期服用抗癫痫药物和癫痫发作都可能对胎儿的发育产生一定的影响。某些抗癫痫药物，如丙戊酸钠、苯妥英钠和托吡酯，可能增加胎儿出生时的畸形风险。因此，对于计划怀孕或已经怀孕的女性，建议在医生的指导下选择适合的药物。另外，癫痫发作，尤其是全身性的抽搐发作，可能会导致胎儿缺氧。这种情况可能增加流产、早产等风险。因此，对于癫痫患者，孕期管理和监测尤为重要，以确保母婴安全。

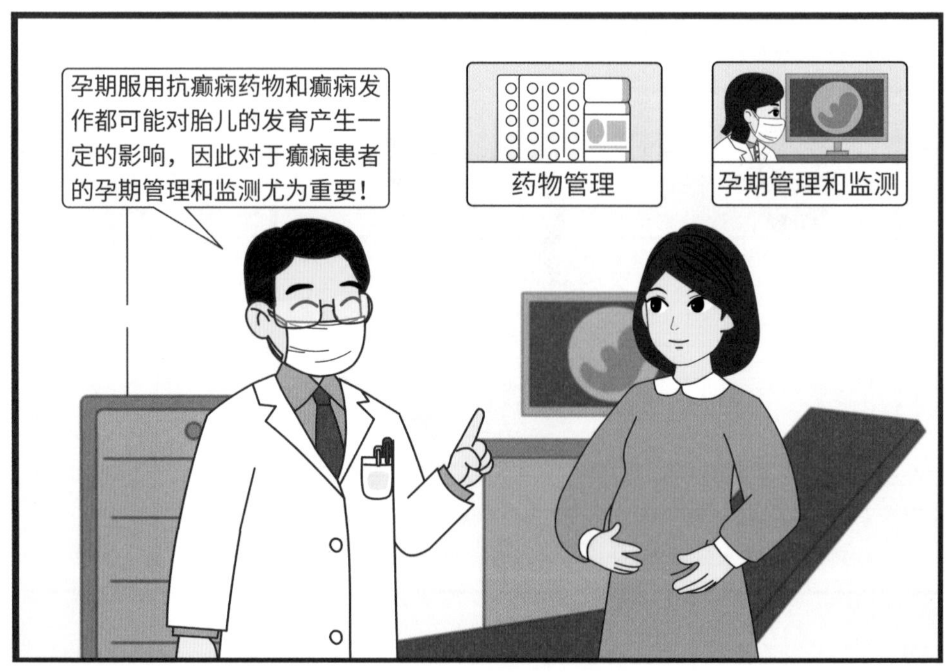

14. 癫痫可以手术治疗吗？

不是每位癫痫患者都适合进行手术。患者需要经过一系列详细的术前评估，包括观察患者的发作症状，进行脑电图、磁共振成像检查，有时还需要进行更为专业的检查，如脑磁图和正电子发射体层成像（PET）检查。评估的主要目的是确定癫痫的起源位置，即致痫灶。如致痫灶已明确，且手术切除不会影响患者的重要功能如语言或运动等，那么手术就是一个可行的选择。如果评估不能明确指出致痫灶，可能需要进一步的检查，如颅内脑电图。

需要注意的是，如致痫灶位于大脑的关键功能区域，手术可能会影响这些功能，因此不建议进行手术。此外，某些癫痫类型，如失神癫痫或青少年肌阵挛癫痫，通常没有局灶的致痫灶，因此也不适合手术治疗。

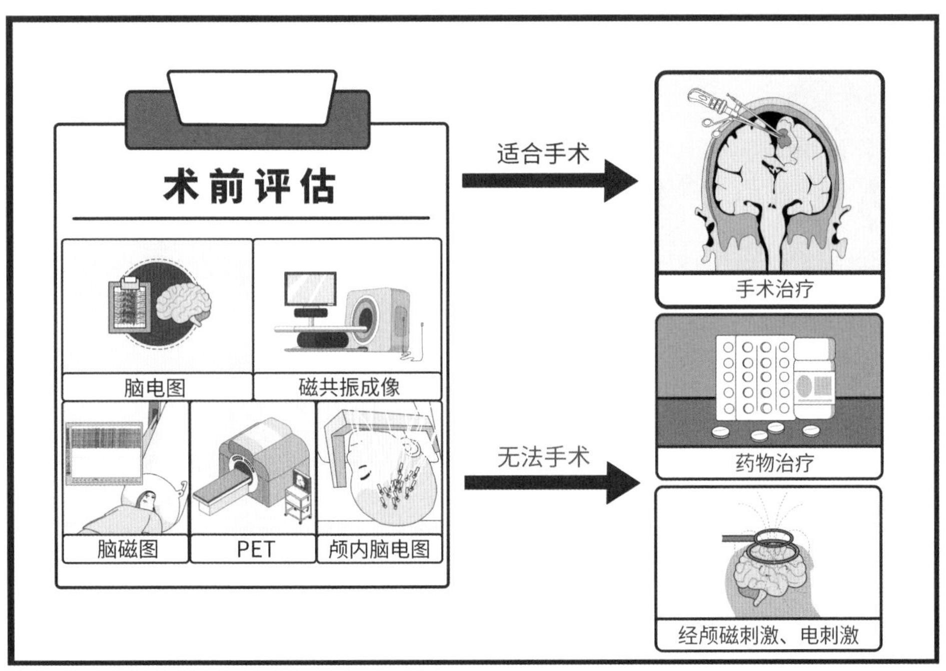

15. 手术治疗后还需要继续服药吗？

手术治疗癫痫主要是切除那些明确引发癫痫的病灶区域。但大脑是一个非常复杂的组织，除被切除的部分，还有其他与癫痫相关的区域可能并没有被完全切除。手术后，这些区域可能仍然处于一种“容易兴奋”的状态，有可能再次引起癫痫发作。所以建议手术后继续按时服用抗癫痫药物，并定期去医院复查，在医生指导下减药。

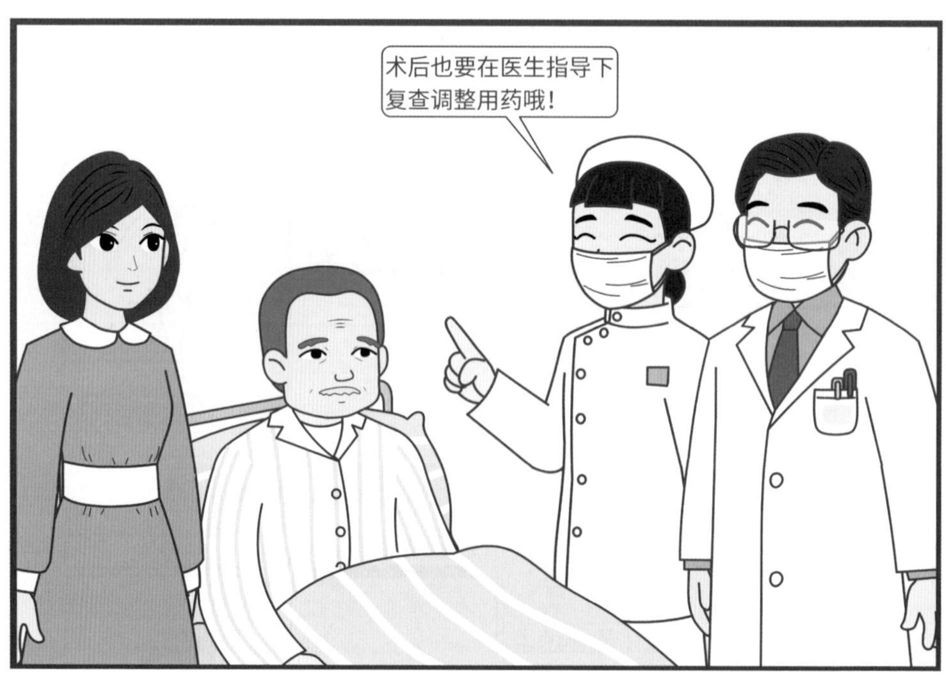

16. 除了药物和手术治疗，还有其他治疗手段吗？

除了抗癫痫药物治疗外，癫痫还有其他的治疗方式。

神经调控治疗是其中之一，它包含了多种技术，如经颅磁刺激、经颅电刺激、迷走神经刺激和深部脑刺激等。另外，饮食治疗也是一种有效的方法，特别是生酮饮食，已被证实对某些癫痫患者具有疗效。此外，生物反馈治疗也是一种可行的选择，可帮助患者学会调控自己的身体功能，以减少癫痫发作的次数。

这些治疗方法为患者提供了更多的选择，使医生可以根据患者的具体情况制订个性化的治疗方案。

需要注意的是，每位患者的病情和治疗反应都是独特的。因此，应该在癫痫专科医生的建议下选择最适合的治疗方法。

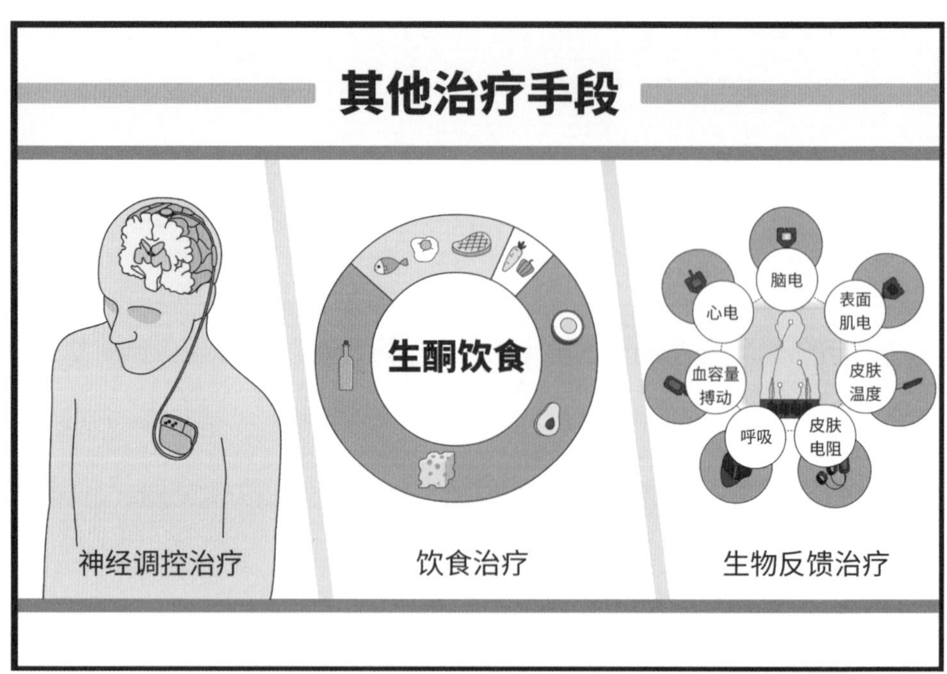
其他治疗手段
生酮饮食
脑电
心电
表面
肌电
血容量
搏动
皮肤
温度
呼吸
皮肤
电阻
神经调控治疗
饮食治疗
生物反馈治疗

17. 哪些因素会影响癫痫的预后？

癫痫的预后受到多种因素的影响。首先，癫痫的类型和特点本身就是一个重要的考虑因素。有些特定的癫痫类型，如伦诺克斯 - 加斯托综合征（Lennox-Gastaut syndrome，LGS），是比较难以治疗的，因此预后可能不太理想。

其次，癫痫的病因也会影响预后。脑部结构损伤，如严重的脑外伤；某些遗传代谢疾病，如甲基丙二酸血症；未得到彻底治疗的感染和免疫疾病，如自身免疫性脑炎，这些都可能导致癫痫的预后变差。

最后，患者的日常生活习惯和状况对癫痫的预后也有重要影响。例如，不良的生活习惯，如频繁饮酒、熬夜或过度劳累，都可能增加癫痫发作的风险。情绪不稳定、合并其他疾病或不规律的用药习惯，如长时间漏药或自行减药等，也都可能加重癫痫患者的病情。

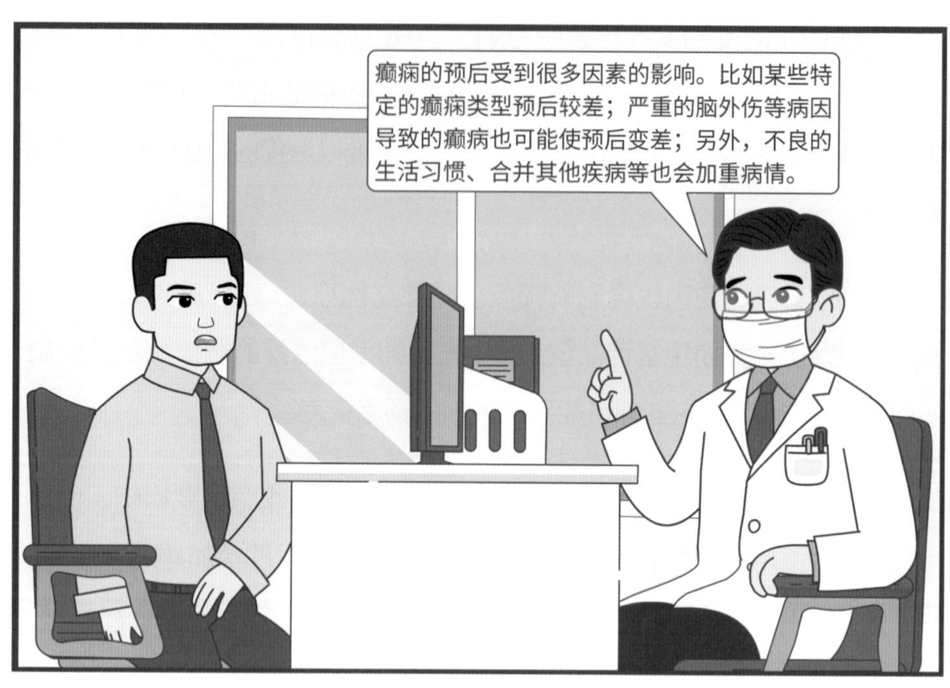
癫痫的预后受到很多因素的影响。比如某些特定的癫痫类型预后较差；严重的脑外伤等病因导致的癫病也可能使预后变差；另外，不良的生活习惯、合并其他疾病等也会加重病情。

PART 5

第五篇

照护篇

1. 癫痫对患者的生活质量有哪些影响？

癫痫一旦确诊，其发作次数、发作时间、抗癫痫药物的不良反应、对药物治疗的依从性等因素都会对患者的工作、学习、社交产生不同程度的影响。

在工作方面，癫痫患者病情稳定后可以正常参加工作，但是工作类型取决于患者的具体病情及对其工作环境的适应能力。通常，对于一般就业没有太大限制，但在工作类型的选择上，有一些需要避免的工作，如飞行员、公共服务车辆驾驶员（包括救护车、公共汽车、出租车、火车）等。但不管是何种类型的工作，都需要注意工作强度和工作时间问题，避免因过度劳累引起癫痫发作。

在学习方面，绝大多数癫痫患者都能正常上学。但极小部分癫痫发作频繁、年龄小、服用药物种类多、伴有脑部损伤及神经系统发育障碍的患者，在学习方面会受到较大影响，主要影响患者的记忆力、注意力、理解能力，还会对患者的学习兴趣、自信心和耐心产生一定程度的影响。

在社交方面，绝大多数癫痫患者是可以正常社交的，且需要更多社会关爱与支持。癫痫患者会因疾病带来的焦虑、抑郁情绪及缺乏社会支持等因素，导致心理压力过大。癫痫患者的社会关系相对简单，与同龄人相比孤独感更加明显，从而导致社交减少等情况发生。

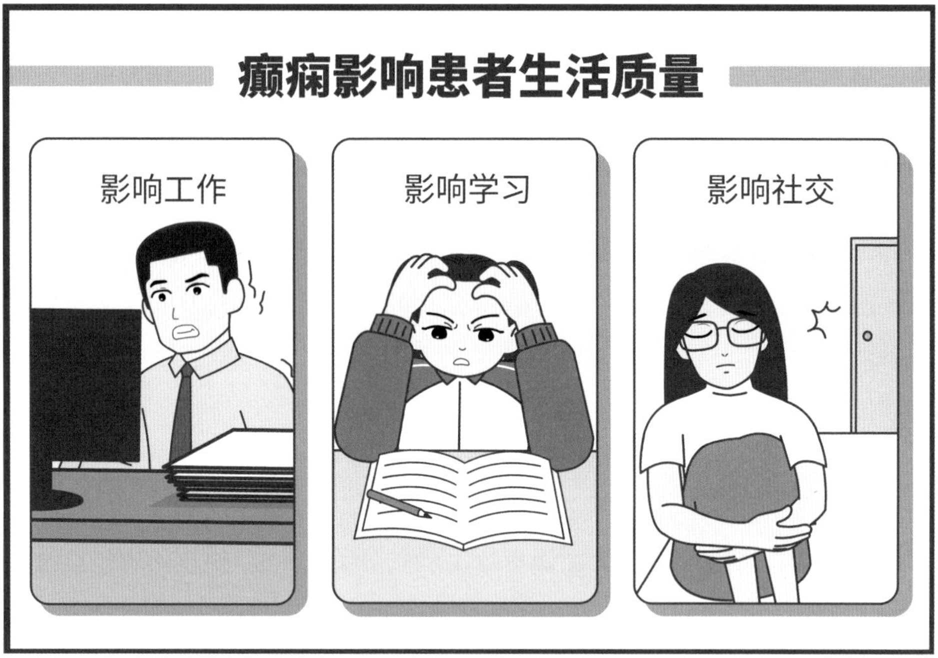

癫痫影响患者生活质量

影响工作

影响学习

影响社交

2. 癫痫患者可以使用抗焦虑、抗抑郁药物吗?

癫痫患者常常伴有焦虑、抑郁等精神障碍，这些本身就是诱发癫痫发作的风险因素。对于存在精神障碍和焦虑症状的患者，其并发癫痫的风险可能会升高 2~7 倍。因此，在治疗癫痫伴抑郁、焦虑的情况时，应以控制癫痫发作为主，同时重视抑郁和焦虑的治疗。医生应对患者进行全面评估，根据具体情况选择心理治疗和药物治疗的方案，对于特殊情况，应及时转诊至精神科进行诊治。

许多人担心抗抑郁和抗焦虑药物可能引发癫痫发作，但实际上，多数此类药物治疗剂量与导致癫痫发作的剂量之间有相当大的差距。目前已知，与癫痫发作风险增加有关的药物有氯米帕明、安非他酮、阿莫沙平和马普替林等。

因此，在使用以上四种药物时，遵循医生的建议是非常重要的。

为了避免药物可能产生的不良影响，医生在选择抗抑郁焦虑药物时会从以下两个方面考虑：①注意药物之间的相互作用，因为某些抗抑郁焦虑药物可能具有潜在的诱发癫痫的作用。②密切关注抗癫痫药物和抗抑郁焦虑药物共同的不良反应，如过度镇静、体重增加、恶心呕吐等症状，以便及时调整用药方案。

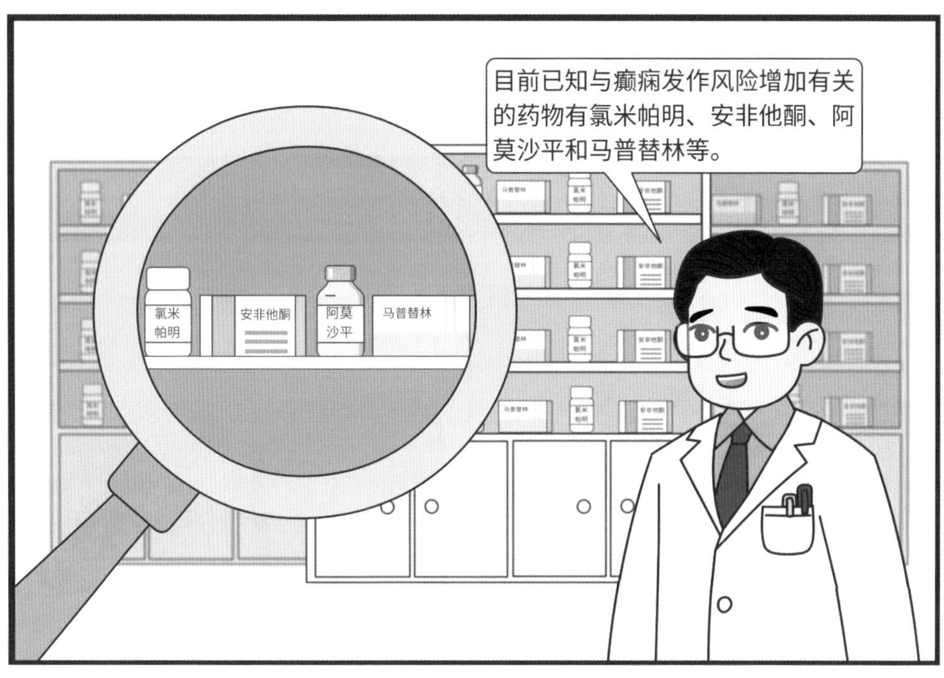
目前已知与癫痫发作风险增加有关的药物有氯米帕明、安非他酮、阿莫沙平和马普替林等。
氯米帕明
安非他酮
阿莫沙平
马普替林

3. 遇到有人癫痫发作，应该怎么办？

听听专家怎么说！

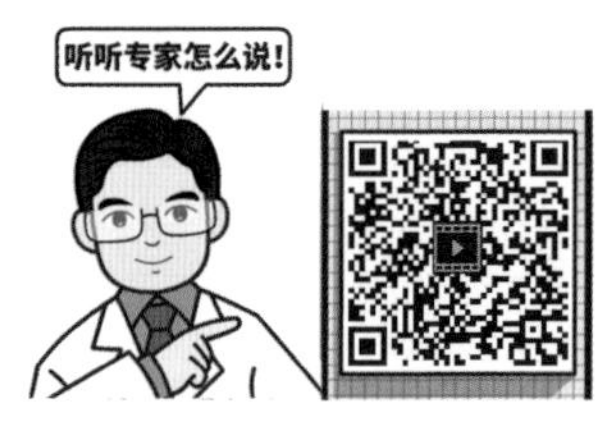

上班路上，一个行人突然倒地、口吐白沫、浑身抽搐不停，叫他也没有反应，可能是癫痫发作，这个时候我们要怎么办呢？

评估当前情况
并采取安全措施
确保呼吸畅通
密切观察
并记录发作情况
及时就医
00:10:23

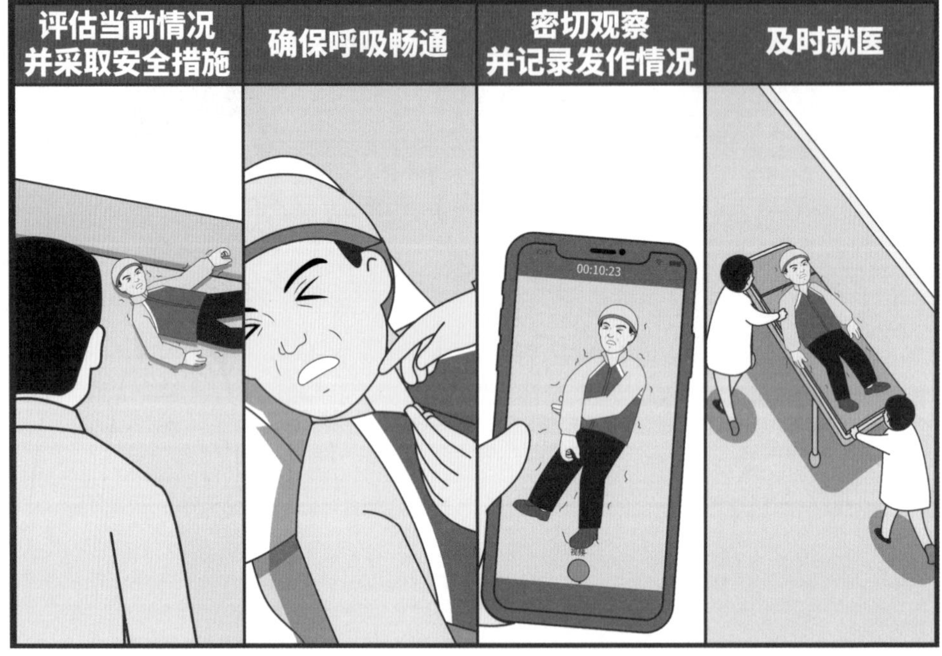

（1）评估当前情况并采取安全措施：首先需要迅速且冷静地判断发作者的意识状态，可以尝试大声呼唤或拍打肩膀来作出判断。一旦确认正在发作，评估周围环境，确保患者处于安全、低平的位置，并使用柔软物品，如用折叠的衣物来保护其头部。同时，确保周围没有任何可能造成伤害的物品。患者癫痫发作时应避免做的事情：避免在发作过程中将任何物品放入患

者口中；避免强行按压患者正在抽搐的肢体；在患者恢复意识前，避免喂食或喂药；避免尝试使用一些非专业的方法，如掐患者人中或虎口等穴位来试图制止癫痫发作。

（2）**确保呼吸畅通**：确保患者的呼吸道畅通至关重要。可以解开患者的衣领和腰带，让其头部偏向一侧或处于侧卧位。同时，检查患者的口腔，确保没有异物阻塞呼吸道。

（3）**密切观察并记录发作情况**：在确保安全之后，尽量记录下发作的开始、结束时间及具体症状。如可能，使用手机记录发作的过程，这将为医生后期诊断提供有价值的信息。

（4）**在必要时进行急救**：虽然极为罕见，但如患者出现呼吸暂停或心搏骤停的情况，需进行人工呼吸和胸外按压，并迅速呼叫急救人员。

（5）**及时就医**：多数患者癫痫发作会在 5 分钟内自行停止，若发作持续时间超过 5 分钟或短时间内频繁发作（成人为 24 小时内 3 次或以上，儿童为 12 小时内 3 次或以上），需立刻带患者前往医院急诊。

癫痫发作无疑对患者的身心健康构成威胁。然而，通过掌握适当的应对策略并在发作时保持冷静和理智，确保他们处在一个更安全、更受保护的环境中，可以显著降低癫痫患者受伤的风险。

4. 服药治疗期间，如何观察病情？

癫痫患者在药物治疗期间，观察病情是至关重要的，因为这有助于医生调整治疗方案，确保药物治疗的效果。

首先，患者或家属应建立详细的记录日志，将每日的服药时间记录下来。如有发作，则记录发作的时间、发作当天发生的特殊事件等。此外，还可以记录药物可能带来的副作用，如头晕、恶心和疲乏。这些记录在就诊时交给医生参考，可以帮助医生判断药物的效果和是否需要调整治疗方案。其次，生活习惯和环境因素可能影响癫痫的发作，如缺乏睡眠、过度劳累或某些食物的摄入可能会诱发癫痫。因此，患者应注意这些因素，看它们是否与发作有关。如患者常于劳累后癫痫发作，证明患者的发作受身体疲劳的影响较大，应注意休息；如患者感冒后易癫痫发作，则主要的预防措施应该是避免感冒；如患者在某种特定的环境中易癫痫发作，则应注意尽量避免患者在这种特定的环境中生活。

同时，与医生保持密切的沟通也是非常重要的。如患者觉得药物效果不佳或服药期间有不适，应及时告知医生，避免自行调整药物，以确保治疗的效果和安全性。

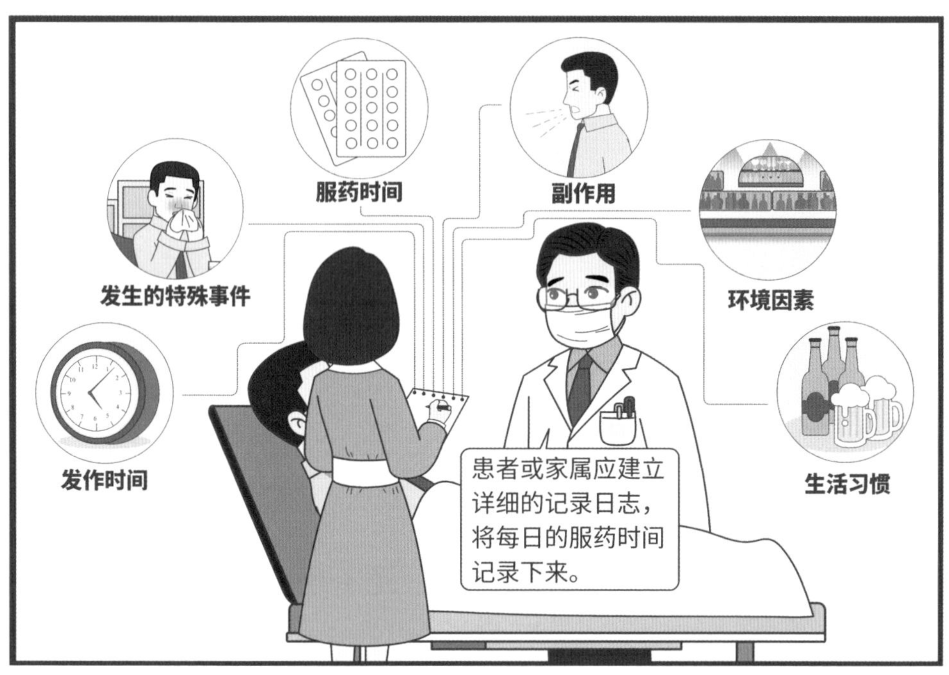
服药时间
副作用
发生的特殊事件
环境因素
发作时间
生活习惯
患者或家属应建立
详细的记录日志，
将每日的服药时间
记录下来。

5. 漏服药物后可以在下次服药时加量吗？

癫痫患者的药物治疗时间一般较长，少则 2 ~ 3 年，多则 5 年，甚至有些患者需要终身服药。在长期药物治疗中，患者难免存在偶尔忘记服药的情况，而漏服药物后如何继续用药也是患者和家属急切关心的问题。如患者在服药当天回忆起漏服药物，且发现漏服时间距下次服药时间相对较久，可以补服药物；如发现漏服时间距下次服药时间较近，则可以在下一次服药时按时服药；如第二天才发现忘记服药，则不必补服，只需按原来的剂量和服药时间继续服药即可。

一般情况下，偶尔忘记服药一次不会对癫痫的药物治疗带来影响，但是如果经常忘记服药，就会影响体内的稳态血药浓度，进而影响治疗效果，造成癫痫发作或复发。

为了保证患者在用药期间减少或避免出现漏服现象，在选择药物服用时间时，可以根据居住地点、生活习惯进行特别安排。选择什么时间服药的关键是选择适宜自己服药的个体化服药时间，以保证每日按时服药，避免漏服药物。

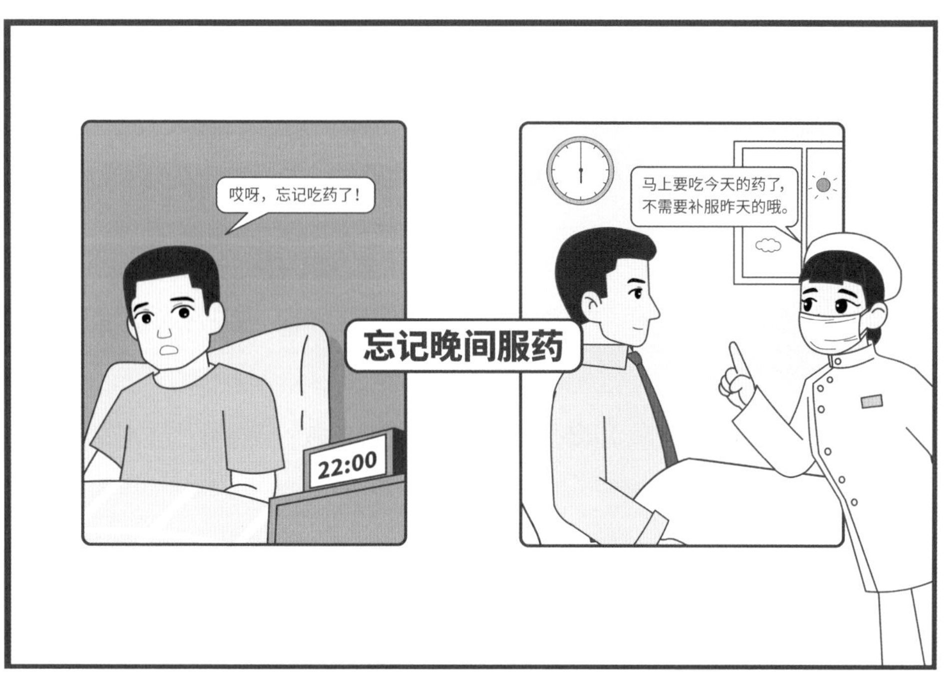
哎呀，忘记吃药了！
22:00
忘记晚间服药
马上要吃今天的药了，
不需要补服昨天的哦。

6. 服用抗癫痫药物会影响认知吗？

人们往往把癫痫患者的认知障碍归结为药物因素，但其实癫痫患者的认知障碍是一个复杂的问题，涉及多种因素。

首先，有一部分癫痫患者是合并认知障碍的，主要表现为记忆力下降、计算力下降、词汇表达能力减退等，严重者甚至影响学习和生活。

其次，癫痫频繁发作，可能对大脑功能造成损害，导致认知功能下降。如不同的癫痫病灶部位可能影响不同的认知功能。癫痫发作越频繁，认知障碍的发生率越高。在儿童和青少年期间，癫痫可能对大脑的发育和学习能力产生更大的影响。

再次，抗癫痫药物也可能对认知功能产生影响。部分患者在服用药物后可能会出现精神萎靡、注意力不集中等症状。但这并不意味着所有的抗癫痫药物都会导致这些副作用。事实上，通过合理选择和调整药物，大多数患者可以在控制发作的同时，维持正常的认知功能。另外，通过使用抗癫痫药物控制癫痫样放电，减少发作次数，还可能改善认知功能。

总的来说，癫痫本身对认知功能的影响可能超过药物治疗的副作用。另外，并不是所有抗癫痫药物对认知都有损害。因此，对于癫痫患者，及时规范的治疗是非常重要的。如患者或家属担心药物的副作用，应与医生沟通，寻找最适合的治疗方案。

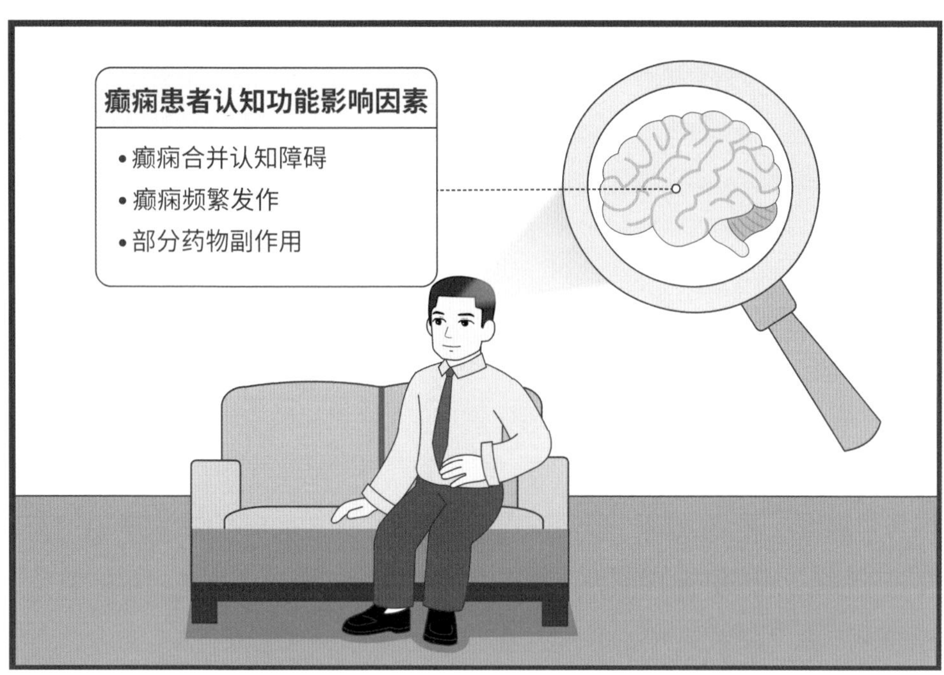
癫痫患者认知功能影响因素
•癫痫合并认知障碍
•癫痫频繁发作
•部分药物副作用

7. 何时需要监测抗癫痫药物的血药浓度？抽血复查的当日清晨需要服药吗？

大多数癫痫患者需要长期服用抗癫痫药物来控制发作，医生通过监测抗癫痫药物的血药浓度及时调整药物剂量，制订合理化的用药方案，同时保证疗效和安全性。

有些药物，如卡马西平和苯妥英钠，它们的有效剂量和中毒剂量很接近，所以在开始服药或调整剂量时需监测血药浓度，从而确定用药剂量。如患者在服药过程中出现头晕、行走不稳或思维迟钝，这可能是药物浓度过高的信号。此时，也需监测血药浓度，并根据结果调整药物剂量。另外，如果患者有其他疾病，如肝病、肾病或胃肠道疾病，这些疾病可能会影响药物在体内的代谢，也需要定期监测血药浓度。

通常血药浓度监测是测量药物的最低浓度，为了得到准确的结果，需要在清晨服药前抽血。抽完血后，患者可以正常服药。

若出现特殊情况，如药物中毒或疑似药物过量，可随时抽血采样。这样医生可以更好地了解药物在体内的分布和作用，为患者提供更合适的治疗方案。

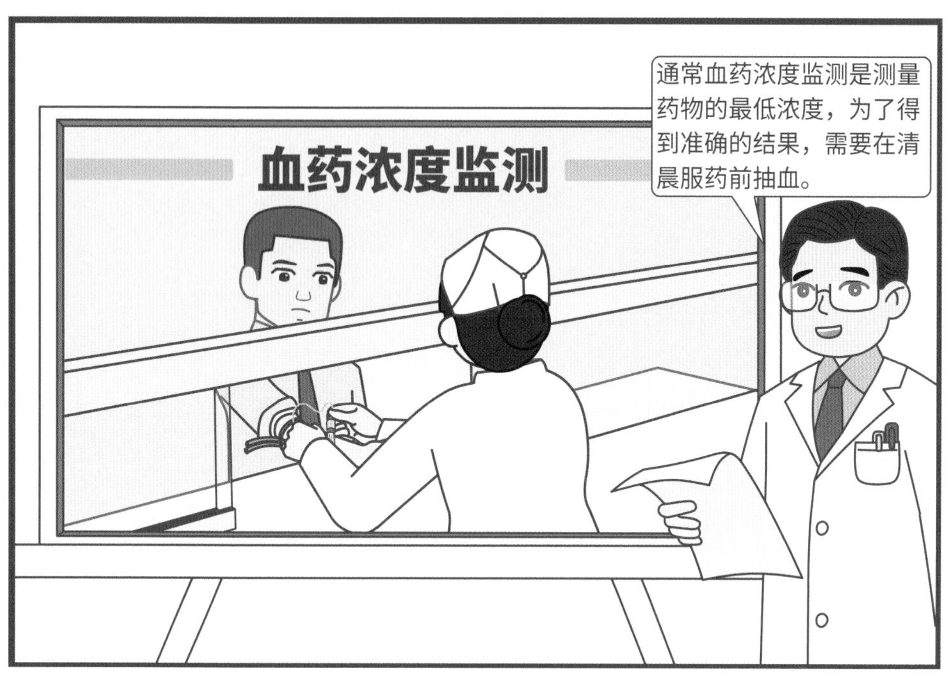
血药浓度监测
通常血药浓度监测是测量药物的最低浓度，为了得到准确的结果，需要在清晨服药前抽血。

8. 女性服用药物期间可以给婴儿哺乳吗？

哺乳期妈妈在服用抗癫痫药物时，会有少量药物存在于乳汁中，哺乳后药物在婴儿体内蓄积，可能会使婴儿出现与药物相关的不良反应。对于服用抗癫痫药的女性，需要权衡母乳喂养的好处和药物传输给婴儿带来的潜在风险，在充分咨询医生后，再作出是否母乳喂养的决定。某些抗癫痫药物存在潜在脏器损害的风险，母亲在哺乳时应慎重。服用抗癫痫药物的女性采用母乳喂养，应考虑的因素包括婴儿摄入的母乳总量、各种抗癫痫药物在体内的代谢时间、母亲在服用药物后多久给婴儿喂奶。

癫痫患者在母乳喂养过程中，应该注意以下问题：①患者服用不同抗癫痫药后，应避免在血药浓度高峰时段哺乳，尽可能减少婴儿自母乳内摄取的药量。②正在哺乳的母亲不应突然停药，这样做不但会增加发作风险，还可能导致婴儿出现药物戒断症状。婴儿抗癫痫药的撤药症状有烦躁、失眠等。家长应注意观察婴儿母乳喂养后有无不良反应，如烦躁、易激惹等，并带婴儿定期体检，必要时就医咨询。

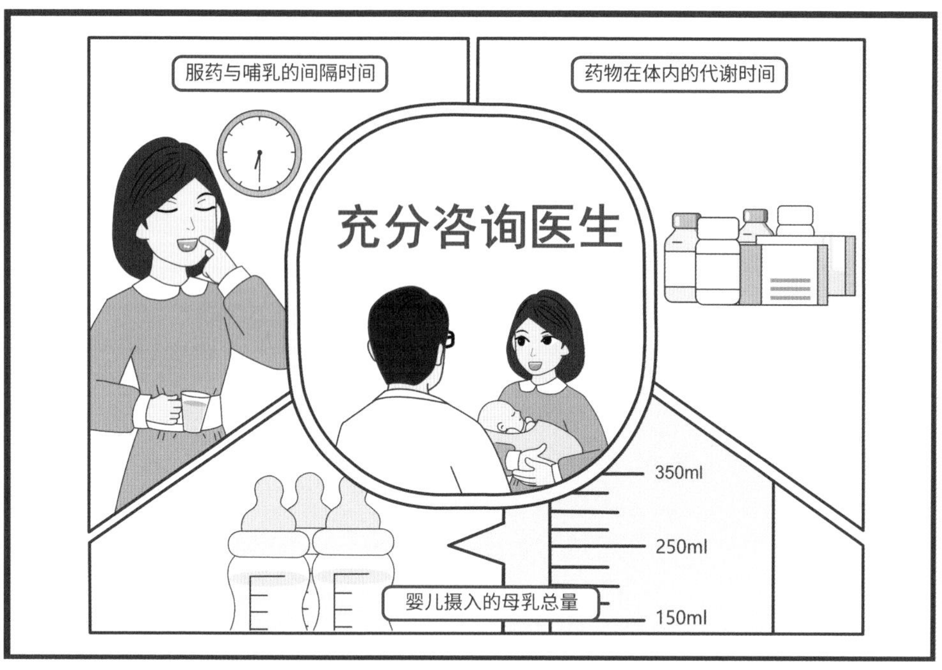
服药与哺乳的间隔时间
药物在体内的代谢时间
充分咨询医生
350ml
250ml
婴儿摄入的母乳总量
150ml

9. 降低癫痫患者日常安全风险的措施有哪些？

癫痫患者相较于健康人而言，日常生活中的安全风险更大。只有清楚地认识患者自身的状况，客观分析环境可能带来的风险并在日常生活的细微之处做好预防措施，才能有效保障癫痫患者日常生活中的安全，具体措施可参考以下几个方面降低风险：

（1）向家人、朋友、同事、同学等日常接触人员普及如何识别癫痫发作、如何进行急救以及拨打急救电话等方面的知识。随身携带急救卡片，标注紧急联系人电话、个人信息、癫痫发作急救方法等重要信息。

（2）将房间中有锐利边角的桌子及家具用防撞条包裹起来，地面可铺厚地毯，以减轻摔倒时的伤害。

（3）避免登上或攀爬较高的椅子或梯子。

（4）在洗浴前告知家人或同室居住人员，洗浴时不要反锁房门，用淋浴代替盆浴，最好选择坐位淋浴，安装限温器避免癫痫发作时水温过高发生烫伤。

（5）在进行体育运动时，根据自身情况选择适合的运动项目，避免跳伞、攀岩、潜水等风险较高的运动。进行户外运动时，由家人陪同，穿戴防护用具，避免运动强度过大及运动时间过长，活动中要适度休息。

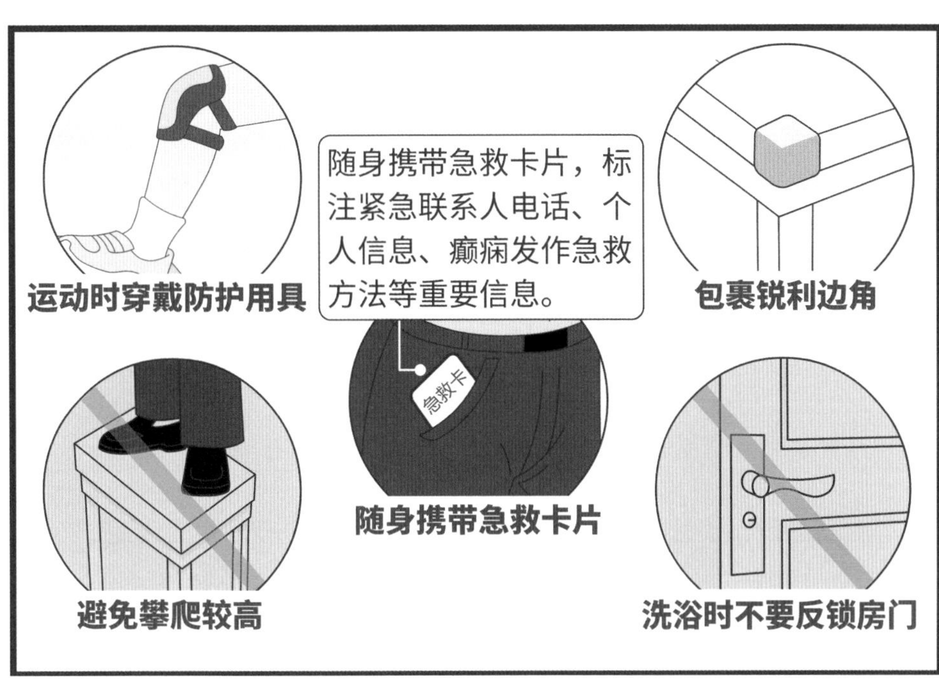
运动时穿戴防护用具
随身携带急救卡片，标注紧急联系人电话、个人信息、癫痫发作急救方法等重要信息。
包裹锐利边角
急救卡
随身携带急救卡片
避免攀爬较高
洗浴时不要反锁房门

10. 癫痫患者出游时的注意事项有哪些?

由于癫痫发作的难以预测性，患者在外出旅游前需要做好充分的准备，癫痫发作得到基本稳定控制是外出旅游的首要条件。

为保证安全出行，出行前需要咨询专业医生，说明出行计划，遵医嘱及时补充抗癫痫药物剂量，并准备好出行时所需充足的抗癫痫药物，定时、定量服用，最好在行李中准备备份药物，以防随身携带的药物丢失。

准备随身携带的癫痫发作急救卡片，标注好紧急联系人的联系方式、癫痫发作时的紧急处理方法、抗癫痫药物的存放位置等重要信息。若前往国外旅游，可将卡片内容翻译成对应国家的语言文字。

为了适应气候的变化，特别是早晚温差大的情况，应准备好合适的衣物，并适时增减，以防感冒和受寒。感冒和受寒可能会影响机体的免疫系统功能，从而增加癫痫发作的次数。

外出时一定要有家属陪同，不能单独前往水域、断崖等易造成严重二次伤害的地方，避免参加刺激性、有危险因素的活动，如蹦极、跳伞等。外出乘坐交通工具或旅游缆车时，要注意系好安全带，坐船时穿好救生衣，防止癫痫发作时其他意外伤害的发生。

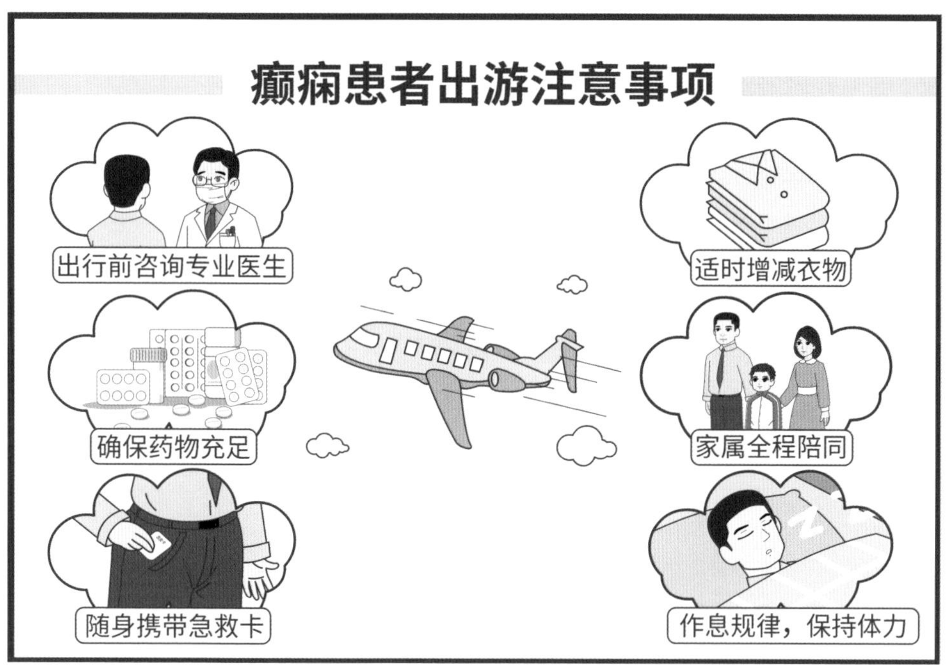

出游时要劳逸结合，旅行虽然可以带来精神上的美好享受，却也是一件严重消耗体力的事情，癫痫患者一定要保持充足的睡眠，睡眠差时可能会造成癫痫发作次数增加，因此要规律作息，不能熬夜，合理饮食，不可过劳、过饥、过饱，不可暴饮暴食，保持良好的睡眠、饮食和情绪，这样才不至于对癫痫造成太大的影响。

11. 癫痫患者如何避免在洗澡时发生危险？

癫痫发作具有突发性，需要患者及其家属引起重视。洗澡作为日常活动，更需要做好安全防护，避免意外伤害发生。

癫痫患者洗澡时需要注意：洗浴时不应将浴室门反锁，尽量选择向外打开、折叠或滑动浴室门，以防患者发作摔倒后将门堵住影响救援；癫痫患者需避免盆浴，应采用淋浴的方法，坐位淋浴最好，以免突然发作时造成溺水；洗澡水的温度不宜过高，温度与体温接近为宜，若水温过高可能会诱发一些患者的癫痫发作；最好在热水器上安装限制水温过度升高的设备，减少洗浴时癫痫发作发生烫伤的风险；洗澡时间不宜过长，以防止缺氧导致的癫痫发作。

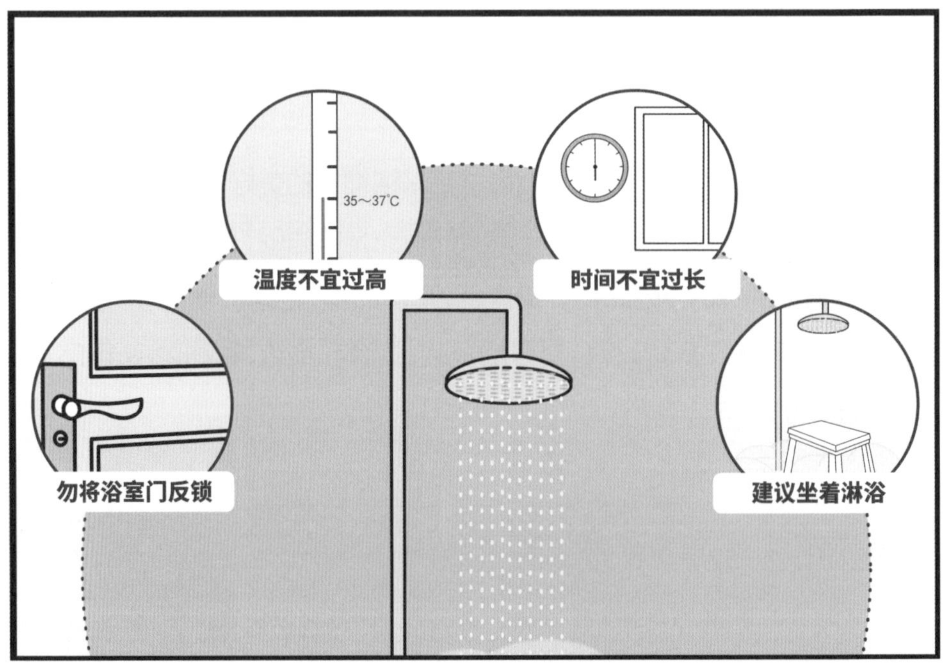

以下情况不宜洗澡：过度劳累后不宜立即洗澡；过饱或过饥的情况下不得洗澡；刚刚发作之后需要在情绪稳定、呼吸顺畅之后再进行洗澡；患者独自在家时尽量不要洗澡，应选择有他人在家时再进行淋浴，一旦癫痫发作能够得到及时的救援。

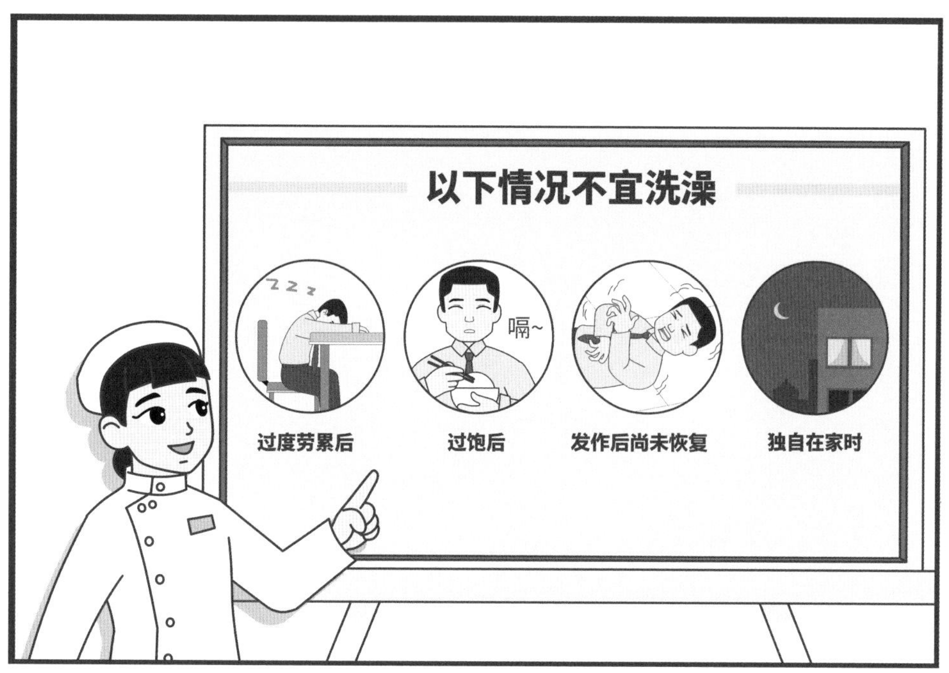

12. 癫痫患者选择职业的原则是什么？

正确择业是提高癫痫患者生活质量非常重要的因素。癫痫患者在发作间期与正常人无异，除了少数有智力障碍外，大多数癫痫患者能够参加体力劳动及脑力劳动。具备一定工作能力的成年癫痫患者，应当积极参与工作，这有助于促进他们的身心健康。然而，在选择工作时，应量力而行。由于癫痫发作的突然性，患者在选择职业时应遵循以下三个原则，以确保工作的安全性和可行性。

（1）患者应当选择在工作中即使病情突然发作，也不会受到意外伤害的工种。因此，机械操作、消防、炉前工、电工，水上或近水作业、地下单独作业、高空作业等遇到发作会危害患者安全的职业或工种不能选择。

（2）为了避免工作环境或工种成为癫痫发作的诱因，患者在选择职业时应慎重考虑。如强体力劳动、过度脑力劳动和需要熬夜的工作，容易导致疲劳，这可能增加癫痫发作的风险。此外，工作环境中存在强光、强噪声或强烈异味刺激也可能诱使癫痫发作。

（3）癫痫患者不能选择如公交车司机等公共服务职业；驾驶私人汽车（已获取驾照），也要在明确多年无发作并且取得医生同意的情况下进行。

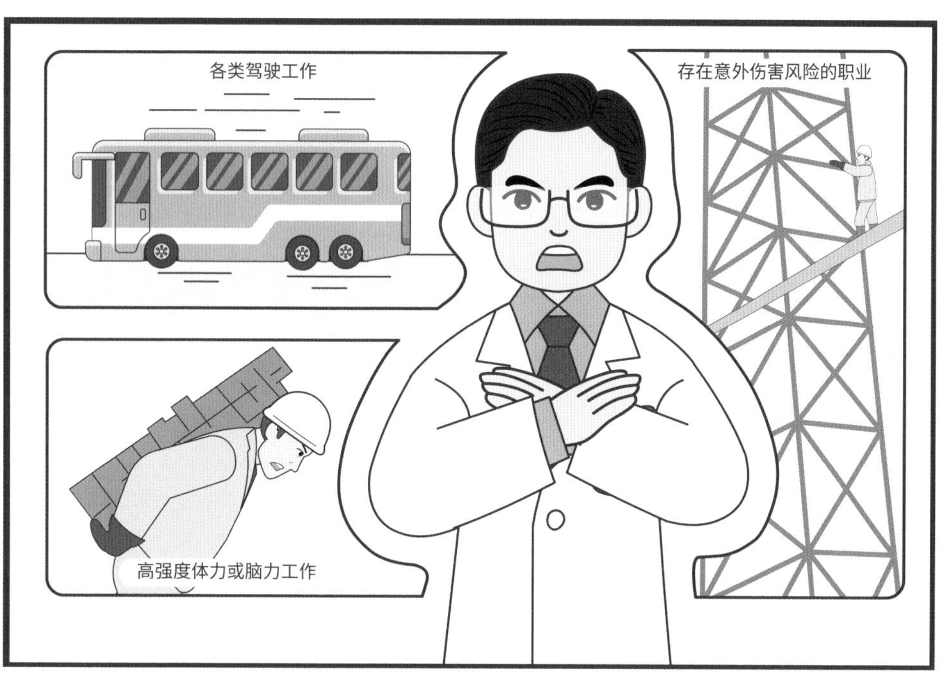
各类驾驶工作
存在意外伤害风险的职业
高强度体力或脑力工作

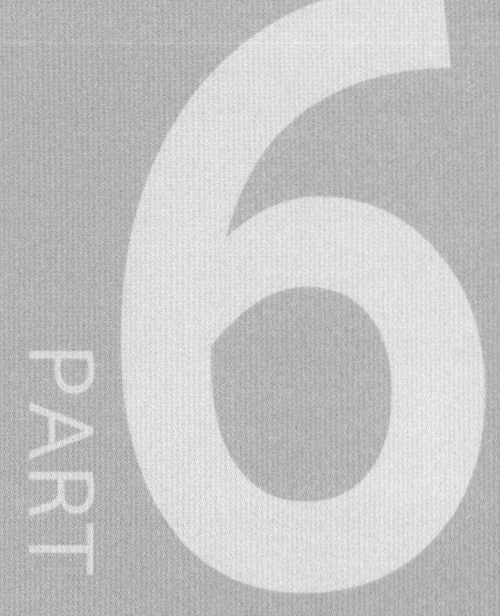

第六篇
预防篇

1. 哪些因素可能诱使癫痫发作?

癫痫发作可能由多种因素诱发,而了解这些诱因有助于避免和减少癫痫发作。

生活习惯对癫痫发作具有显著的影响。例如,饮酒、摄入过多的兴奋性饮料(咖啡、可乐等)或滥用药物,都可能增加癫痫发作的风险。长时间使用电子设备如上网、玩手机,或过度沉迷于电视和游戏等,也可能成为诱发癫痫的因素。此外,情绪的剧烈波动,如生气或吵架,以及工作或学习的压力,也可能诱发癫痫发作。

身体健康状况也是一个重要的诱因。如感冒或发热、饮食过饱或消化不良都可能导致癫痫发作。对于女性患者,妊娠期由于激素分泌的变化和血容量的增加,可能导致癫痫发作次数增多。此外,长时间的劳累和缺乏睡眠,特别是对于正在准备考试的学生来说,也是诱发癫痫的常见原因。

环境因素也不容忽视。突然的强光、频繁的闪光都可能导致癫痫发作。因此,对癫痫患者来说,了解并避免这些诱因是非常重要的,这有助于减少癫痫发作,更好地控制病情。

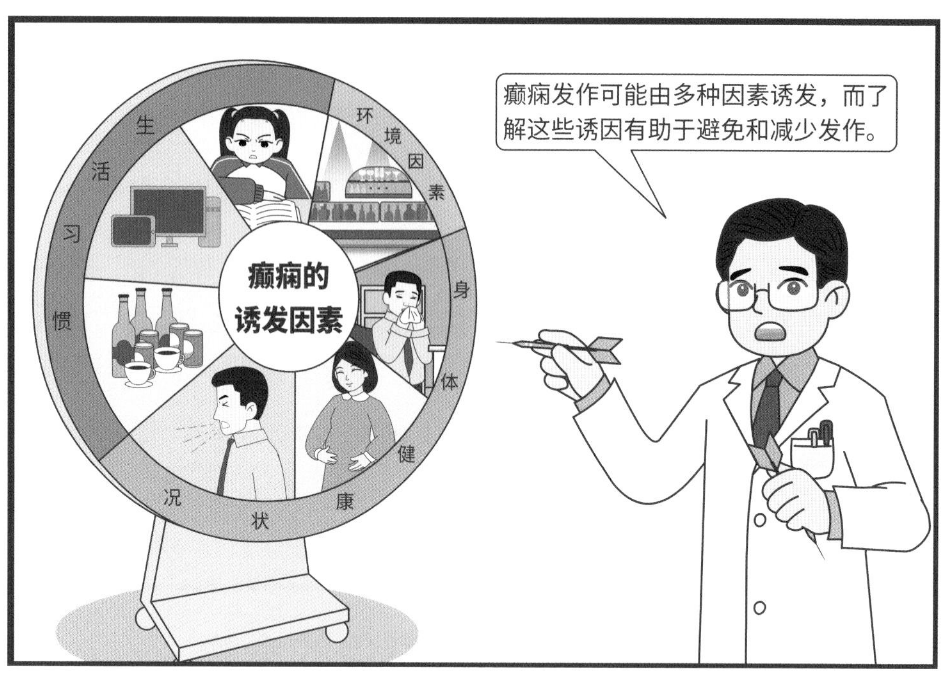
癫痫的
诱发因素
生活习惯
环境因素
身体健康状况
癫痫发作可能由多种因素诱发，而了解这些诱因有助于避免和减少发作。

2. 癫痫患者日常要避免哪些食物？

癫痫患者主要有两类食物在日常饮食中需要避免。

一类是可能会影响药物代谢和吸收的食物。例如，葡萄柚汁可以减缓卡马西平在体内的代谢，提升血药浓度，增加药物中毒的风险，因此服用卡马西平的患者应避免食用含有葡萄柚汁的食物。

另一类是具有兴奋作用的食物，因其可能会诱使癫痫发作。例如，酒精可以过度刺激中枢神经系统，加重癫痫发作，因此患者应该避免饮酒，甚至避免食用含酒精的料酒。同样，咖啡和含有咖啡因的食物也可能导致中枢神经系统兴奋，增加癫痫发作的风险，因此患者尽量少喝咖啡、浓茶和可乐。

癫痫患者日常需避免的食物
葡萄柚汁
酒精
咖啡及含有咖啡因的食物

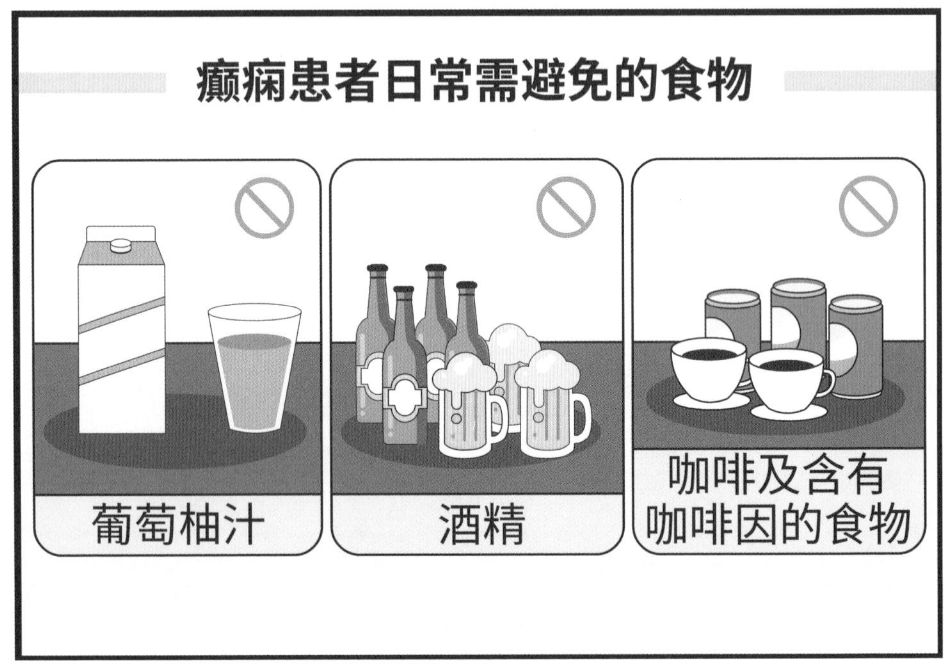

3. 感冒药能与抗癫痫药同时服用吗？

对于癫痫患者来讲，感冒、发热不能随便服用抗感冒药。感冒药包括单方的解热镇痛药，以及含解热镇痛药、祛痰镇咳药等的复方药物。许多复方感冒药含有咖啡因、异丙嗪等成分，容易导致脑细胞兴奋，引起癫痫发作，因此癫痫患者不宜选择这类抗感冒药。

此外，癫痫患者在选择解热镇痛药退热降温时，需要考虑自己服用的抗癫痫药物，以避免解热镇痛药和抗癫痫药物之间的不良相互作用。如对于服用卡马西平的患者，在选择解热镇痛药时，应避免选择含有对乙酰氨基酚的药物及复方制剂，可以服用含有阿司匹林的药物及复方制剂。因为，服用卡马西平的同时，大量服用对乙酰氨基酚，可增加肝毒性，且卡马西平会减弱对乙酰氨基酚的药效。对于服用丙戊酸钠的患者，可以服用含有对乙酰氨基酚的药物及复方制剂，而应避免选择含有阿司匹林的药物及复方制剂。因为，服用丙戊酸类药物的同时服用阿司匹林，可能会减少血小板聚集，延长出血时间。

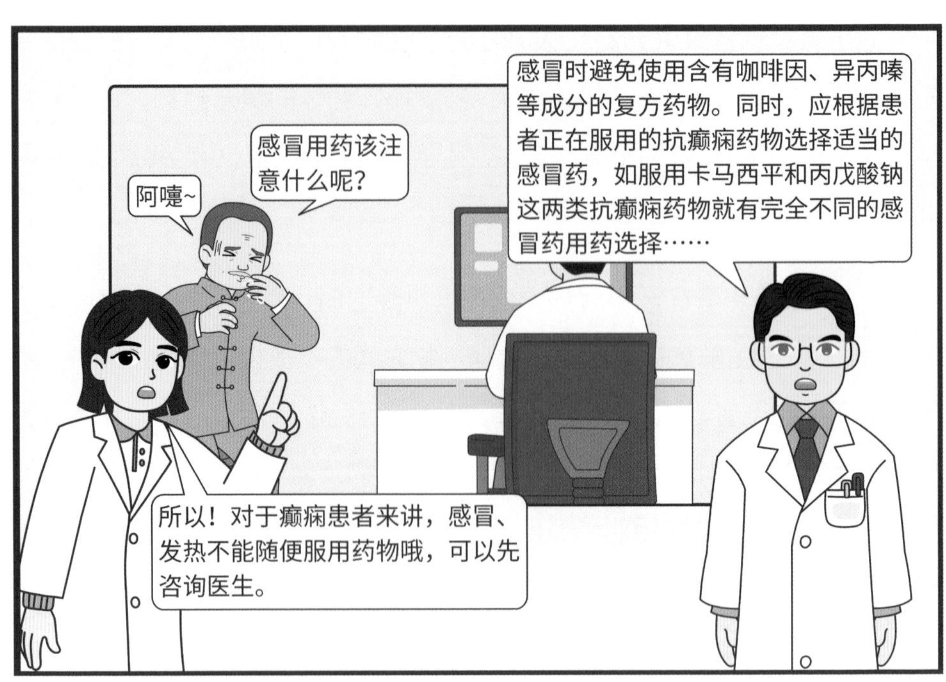
阿嚏~
感冒用药该注意什么呢？
感冒时避免使用含有咖啡因、异丙嗪等成分的复方药物。同时，应根据患者正在服用的抗癫痫药物选择适当的感冒药，如服用卡马西平和丙戊酸钠这两类抗癫痫药物就有完全不同的感冒药用药选择……
所以！对于癫痫患者来讲，感冒、发热不能随便服用药物哦，可以先咨询医生。

4. 癫痫患者在饮食方面需要注意什么?

某些营养元素的缺乏或过剩均会导致癫痫发作,因此,按时进食、合理均衡饮食对于癫痫患者是十分必要的。

卡马西平、苯巴比妥、苯妥英钠等抗癫痫药物的应用可导致体内钙和镁等元素匮乏,患者可在医生的指导下适当补充钙、镁丰富的食物,如小米、黄豆、红豆、玉米、豆腐干、杏仁等。维生素 B_6 和叶酸的缺乏可能会增加癫痫发作的风险,因此癫痫患者应注意日常饮食,摄取足够的维生素。含维生素 B_6 丰富的食物包括白色肉类(如鸡肉和鱼肉)、动物肝脏、豆类、蛋黄、柠檬等;而含叶酸丰富的食物则包括燕麦、西蓝花、胡萝卜、奇异果、牛肉等。

除了以上适宜食用的食物之外,癫痫患者不宜饮用咖啡、浓茶、可乐、功能性饮料等刺激性饮品。应特别注意,癫痫患者严禁饮酒,酒精会诱使癫痫发作,酒精还能与一些药物发生化学反应,降低抗癫痫药物疗效,增加不良反应,饮酒过多还会导致患者忘记规律服药,导致癫痫发作。

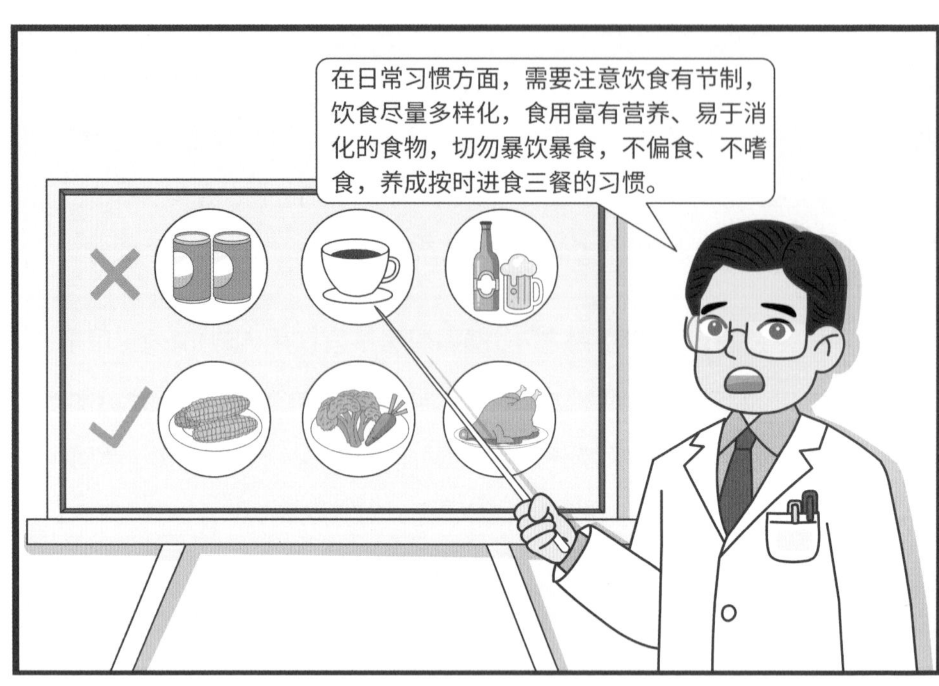
在日常习惯方面，需要注意饮食有节制，饮食尽量多样化，食用富有营养、易于消化的食物，切勿暴饮暴食，不偏食、不嗜食，养成按时进食三餐的习惯。

5. 癫痫患者在生活中要注意什么？

癫痫是一种需要长期关注和管理的疾病，它不仅随时会给患者带来安全隐患，也给家属带来诸多照护方面的挑战。为积极控制癫痫发作，避免发作引起的其他意外伤害，癫痫患者在生活中需要注意以下几个方面：

按时吃药、定期看医生
劳逸结合、作息规律
按时进食、均衡营养
保持乐观、心态平和

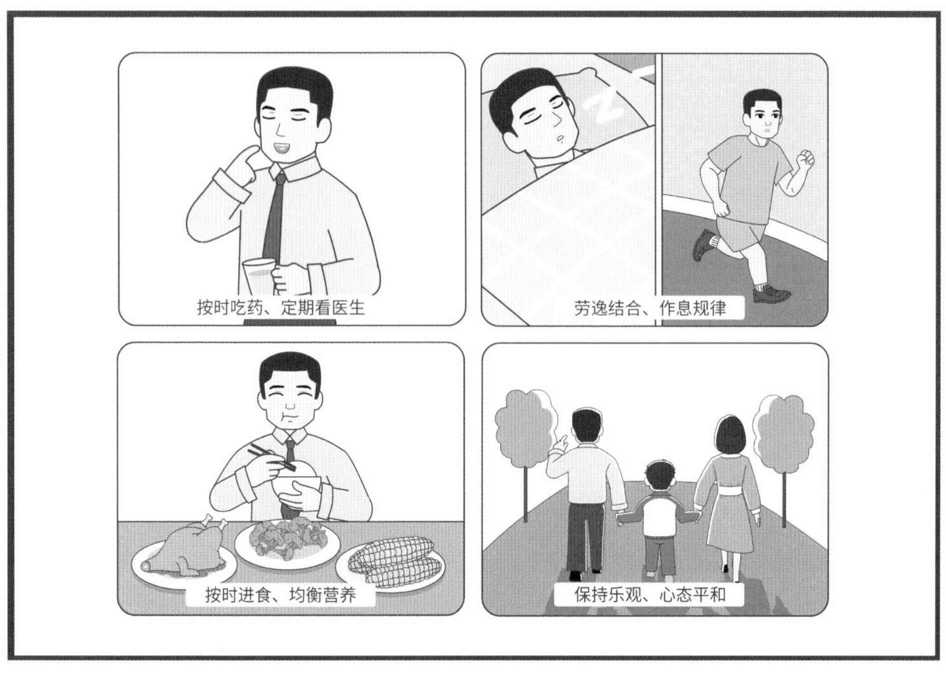

（1）**按时吃药、定期看医生**：突然停药、减药、漏服药物都可能诱发癫痫发作，严重者可能出现癫痫持续状态，按时规律服药是控制癫痫发作的首要条件。治疗癫痫的整个过程应在医生的指导下进行，不可随意减药、停药，用药期间，如出现癫痫反复、频繁发作，症状加重等情况需要及时就诊，遵医嘱调整抗癫痫药物的剂量和种类。

（2）**劳逸结合、作息规律**：过重的体力劳动、脑力劳动、剧烈的体育运动、熬夜等均会引起癫痫发作，癫痫患者在工作和学习中要避免过度疲劳和紧张，保持充足的睡眠，保持良好的作息习惯。

（3）**按时进食、均衡饮食**：过饱、过饥均可能引起癫痫发作，因此，在饮食方面必须合理膳食，饮食有节制，避免过饱、过饥。避免食用含有大量咖啡因的食品，如巧克力、咖啡，避免饮用兴奋性饮料，如浓茶、可乐、功能性饮料等，戒烟戒酒，减少容易引起癫痫发作的食物的摄入。

（4）**保持乐观、心态平和**：情绪紧张、剧烈的情绪波动均可能引起癫痫发作。癫痫患者由于疾病的反复性，以及易受到他人歧视而容易出现悲观情绪，所以癫痫患者应保持心态平和乐观，正确对待疾病，树立战胜疾病的信心，积极配合治疗。癫痫患者家属也需要给予患者充分的安慰、关心、鼓励，帮助其正确面对疾病，积极面对生活。

6. 父母患有癫痫，后代如何预防？

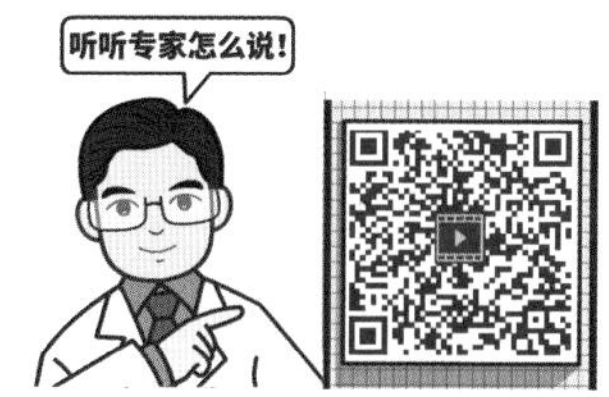

当父母双方都有癫痫发作的病史时，其后代患癫痫的风险也会相应增高。因此，如家族里有人（如双亲、同胞和近亲）患有癫痫，建议进行孕前遗传咨询，预测后代患病的风险，并了解可能的预防措施。

患者怀孕后建议通过产前诊断和新生儿筛查来确定胎儿是否携带致病基因。这种方法可以决定是否终止妊娠或进行早期治疗，从而降低遗传性癫痫的发生率。

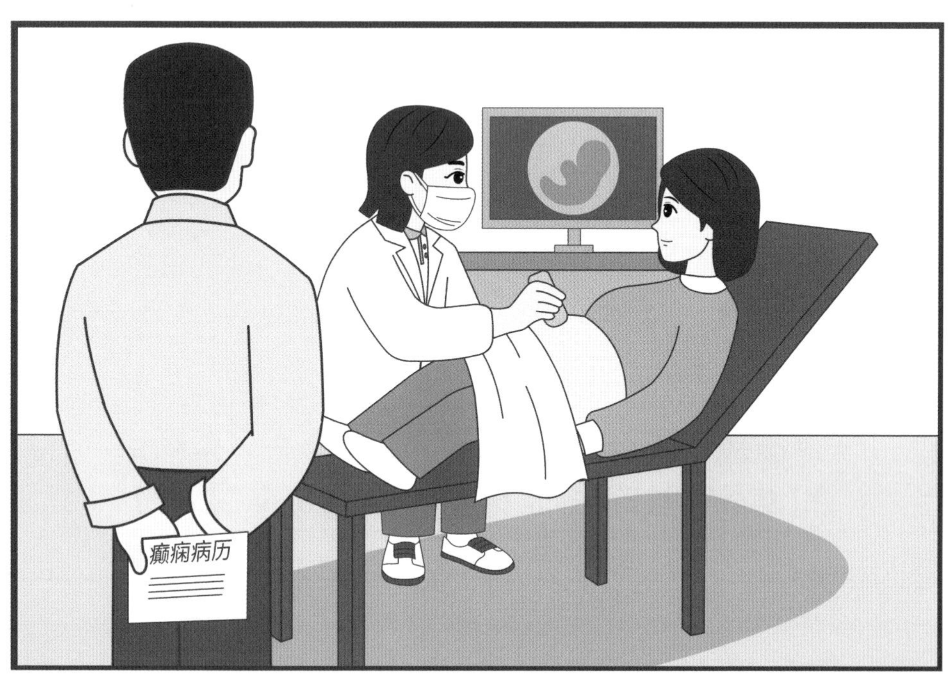

7. 癫痫孕妇分娩时需要注意什么？

分娩过程中的疼痛、紧张、睡眠不足及过度呼吸都可能增加癫痫发作的风险。因此，建议患有癫痫的产妇选择癫痫治疗经验丰富和设备完善的医院进行分娩，在分娩前后，应确保按时、按剂量服用抗癫痫药物。如不能按时口服，应考虑其他方式确保药物摄入。

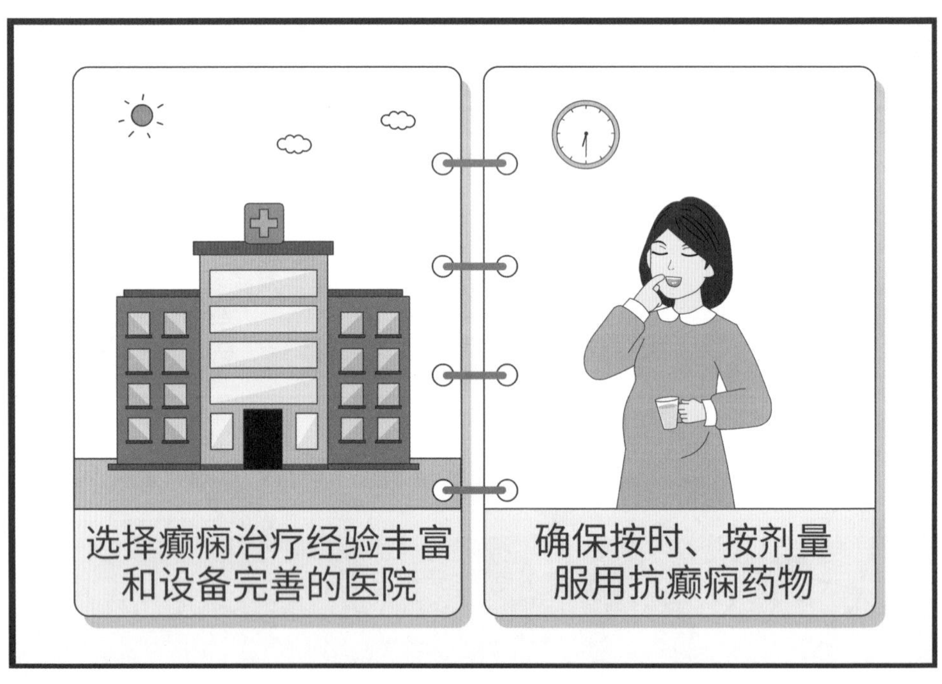

8. 哪些运动可能诱发癫痫发作？

运动本身很少直接引发癫痫发作。然而，与运动相关的一些因素可能会增加发作的风险。例如，长时间或高强度的运动可能导致疲劳，过度换气或大量出汗等可能引起电解质和酸碱平衡紊乱，以及参与可能导致头部受伤的运动，这些都可能增加癫痫发作的风险。建议癫痫患者在参与运动前咨询医生，选择适合自己的运动，并在运动中采取适当的预防措施，如保持充足的水分、避免过度劳累和确保安全，以避免癫痫发作。

癫痫患者运动注意事项

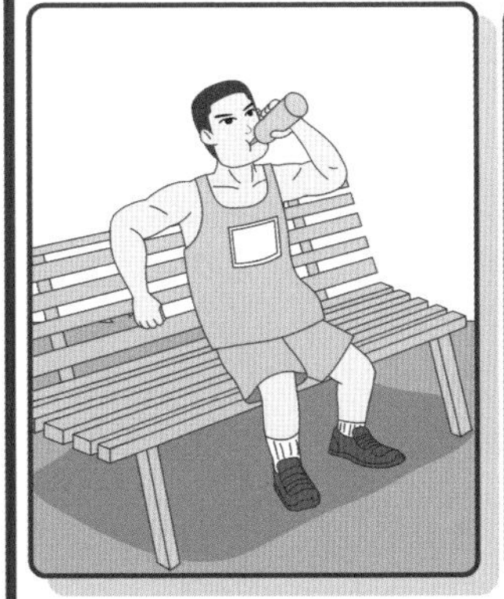
保持充足的水分

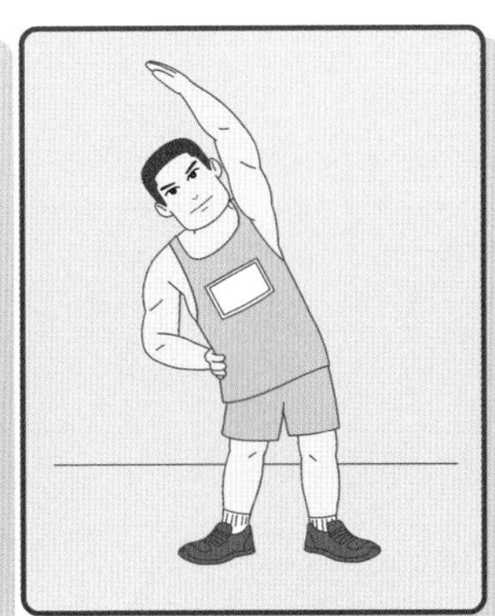
避免过度劳累

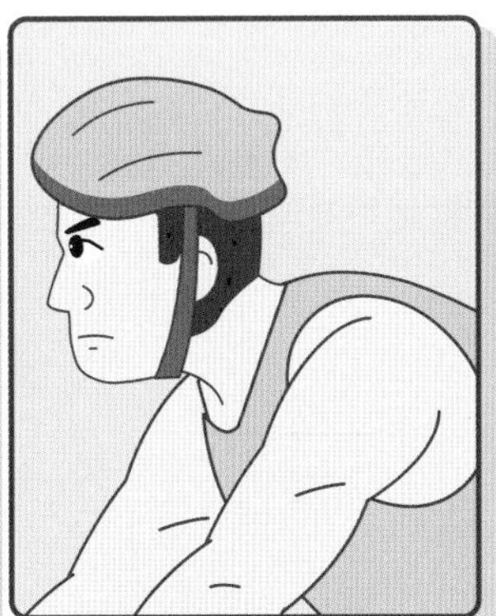
确保安全

参考文献

[1] 梁锦平. 国际抗癫痫联盟新修订发作类型操作性分类的特征及解读[J]. 中华神经科杂志, 2019, 52(1): 71-78.

[2] 中华医学会儿科学分会神经学组, 中国抗癫痫协会, 中华儿科杂志编辑委员会. 生酮饮食疗法在癫痫及相关神经系统疾病中的应用专家共识[J]. 中华儿科杂志, 2019, 57(11): 820-825.

[3] 中华医学会神经病学分会脑电图与癫痫学组. 中国围妊娠期女性癫痫患者管理指南[J]. 中华神经科杂志, 2021, 54(6): 539-544.

[4] 中国医师协会神经内科医师分会癫痫疾病专业委员会. 中国基因性全面性癫痫临床诊治实践指南[J]. 中华神经医学杂志, 2020, 19(10): 973-976.